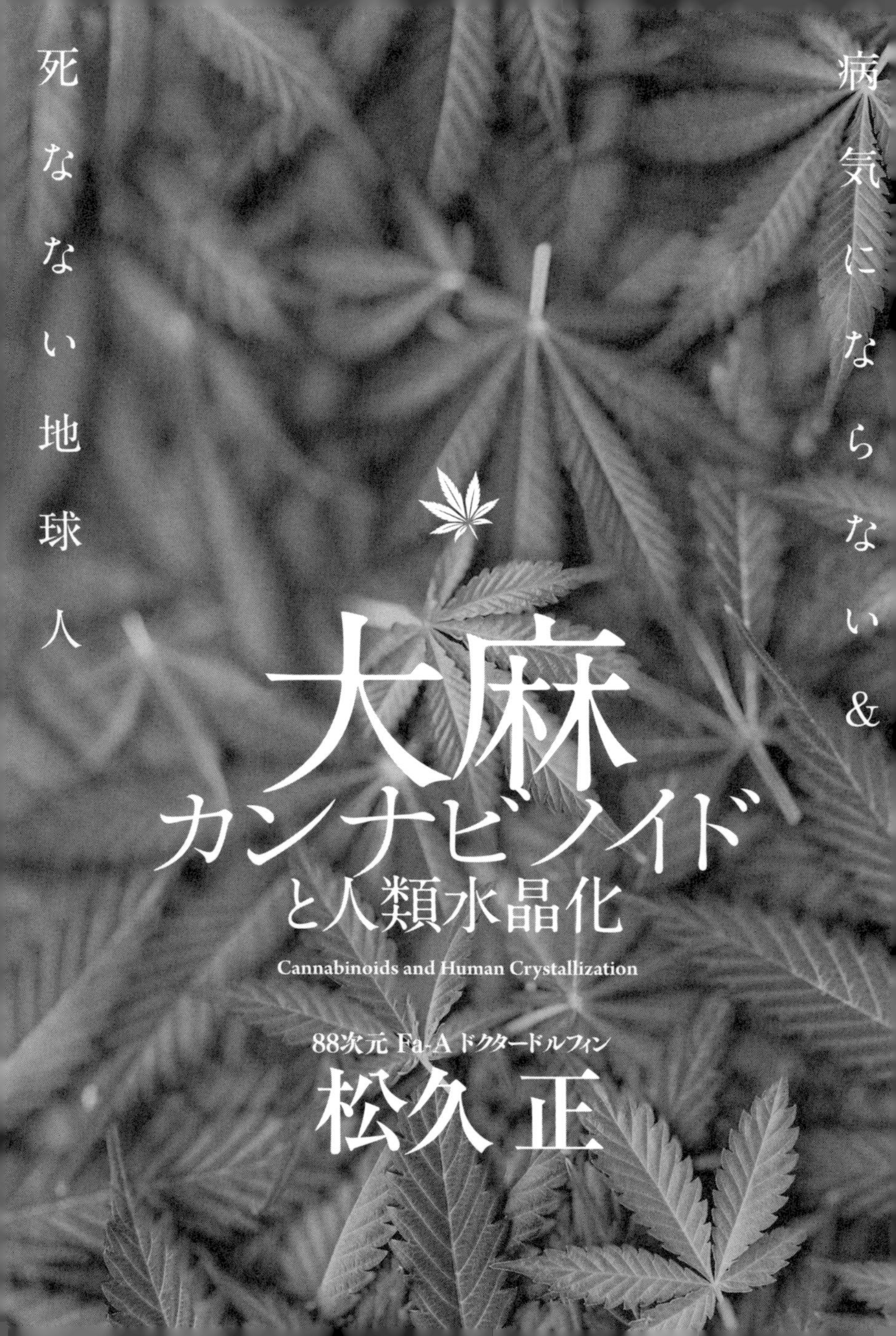

病気にならない＆
死なない地球人

大麻カンナビノイドと人類水晶化

Cannabinoids and Human Crystallization

88次元 Fa-A ドクタードルフィン
松久正

人類超覚醒の鍵は、
大麻由来の体内カンナビノイドの
超活性化にある。

江戸時代、明治時代、大正時代、日本人には超能力者がたくさんいた。

それを警戒して、明治政府と米国が、全部潰した。

大麻エネルギーを日本人に浴びせたら、日本人の眠っている遺伝子が大覚醒して、世界のリーダーに一気に躍り出ることになってしまう。

そして、ついに、

プレアデス星団のアルシオーネ光が、

地球に舞い降りた。

いまこそ、ＣＢＤ（大麻の合法成分）を継続摂取し、

アルシオーネエネルギーの恩恵を受けよう。

はじめに

我々人類が、病気に苦しんで、死ぬことを体験するのは、身体という着ぐるみを着ているからである。

この着ぐるみを持たない、エネルギー体だけの宇宙人は、病気も死も体験しない。

身体の細胞が病気になるのも、身体の細胞が死を迎えるのも、地球人が身体という3次元の物質を有しているからである。

しかも、その身体を維持するには、規則的に食べなければならない、規則的に寝なければならない、という条件付きの生命である。

それが、地球人の運命なのだ。

私ドクタードルフィンが、地球の今生《こんじょう》において、医師として活動しているのは、この本を書き上げるために必要な土台であると考えている。

私は、医師として今生で30年以上活動してきて、心と身体の症状によって苦しめられている人間をたくさん診てきた。

もしくは、死を恐れる余り、苦しい日々を生きる姿をたくさん見てきた。

この経験がなかったら、このような本を書くには到底至らなかったであろう。大麻のカンナビノイドは宇宙と地球の橋渡し役である。本書で、カンナビノイドへの理解を深めていただけると嬉しく思う。

２０２４年9月某日　鎌倉にて

目次

第一章

人類超覚醒の鍵「カンナビノイド」

第二章

封印から覚醒へ

第三章

「アルネ」のエネルギー

第四章

レムリアぼけを卒業しよう

カバーデザイン　森　瑞（4Tune Box）
本文仮名書体　文麗仮名（キャップス）

第一章

人類超覚醒の鍵「カンナビノイド」

封印された
アルシオーネを開く

私は、2024年2月3日（立春の日）、三重県の椿大神社《つばきおおかみやしろ》に行き、その主祭神である猿田彦大神のエネルギーを開いてきた。そのとき、本書の内容に非常に共鳴する大事な出来事があった。猿田彦大神に関しては、別の本で詳しく述べる予定なので、ここでは簡単に触れておくと、

猿田彦大神はプレアデス星団の中にある「アルシオーネ」という星からやってきたエネルギー存在である。

「アルシオーネ」は私たち天の川銀河の中心太陽であり、私たちが住んでいる太陽系の、

太陽の1000倍の明るさを持っている。

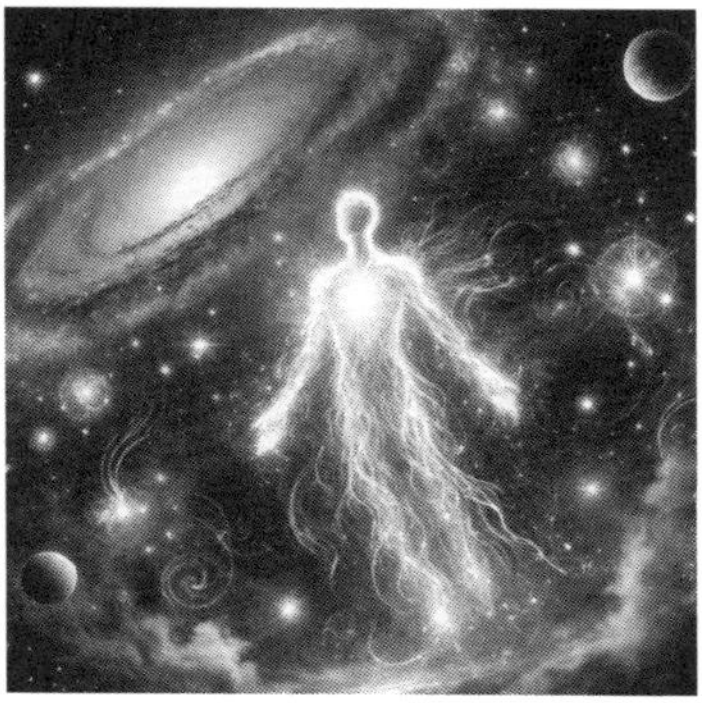

猿田彦大神のエネルギーを開いたときに知ったことだが、太陽系太陽の1000倍明るい銀河系太陽「アルシオーネ」に存在する生命体は、カンナビノイドという半透明体のエネルギー体である。

4月に入ってエネルギーが大きく変わったというのは、もちろん、そのとおりだ。

2024年4月2日の早朝、この本を書くという意識があったので、どういうふうに書いていこうかと思いをめぐらせている中で、自然に高い次元の意識とつながった。

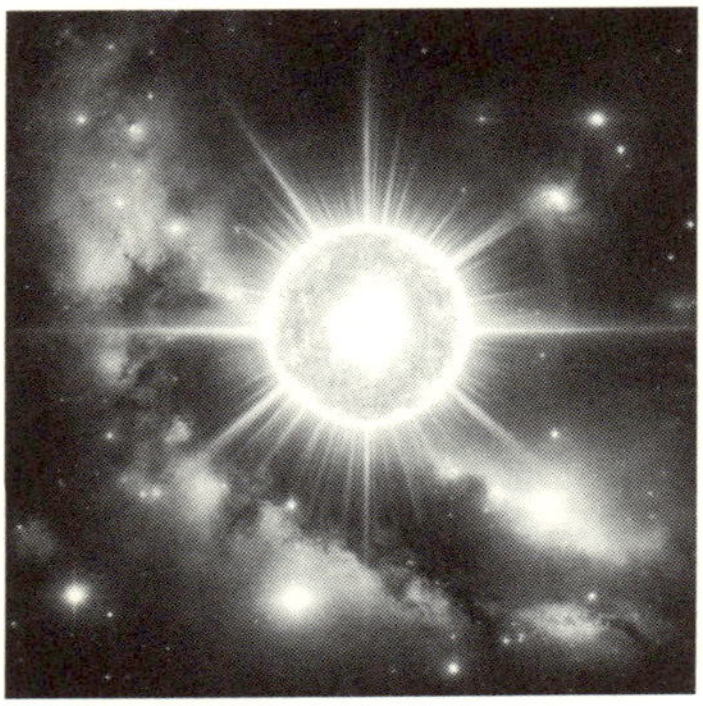

これは必然だった。

本を書き始めるというタイミングに合わせて、高い次元の「アルシオーネ」の意識体から私に情報が降りてきた。

その情報によると、「アルシオーネ」のエネルギーは縦長のX型の形態であることがわかった。

下図は2次元だが、3次元ではトーラスの4つの半球状であり、中心で交わっている。「アルシオーネ」には、多数のカンナビノイド生命体が住んでいる。この人類が誰も知らないことを、私は、4月2日に20分間ぐらいで全部読んだ。

カンナビノイド生命体の個体が何兆と存在し、それが

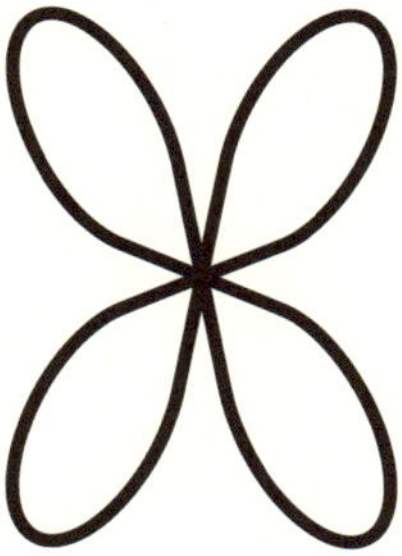

アルシオーネのエネルギー体

融合して集合意識になる。これが「アルシオーネ」そのものの正体である。

私は、2月3日立春の日に、椿大神社に数十名を連れていって、猿田彦大神を開いた。猿田彦大神は数十億年前にアルシオーネから地球にやってきた。天照大御神、イザナギ神、イザナミ神、天御中主神よりもずっとエネルギーの高い、地球でダントツの神だったが、三十億年前、封印された。

その理由は、アルシオーネの大元が開封されたとき、人類が一気に目覚めてしまったから。

まだ人類を目覚めさせてはいけない。

宇宙が地球をつくった意味は、人類にもがく体験をさせて、学ばせるため。

この猿田彦大神は椿大神社の主祭神になっていて、私がその三十億年の封印を解いた。

これによって、人類の覚醒が加速する。

その日は、曇りで太陽は全く出ていなかったが、猿田彦大神を開いた直後、空にカンナビノイド生命体のX型の光が強烈に出た。

その写真はフェイスブックに載せてあるが、

それがアルシオーネ光である。

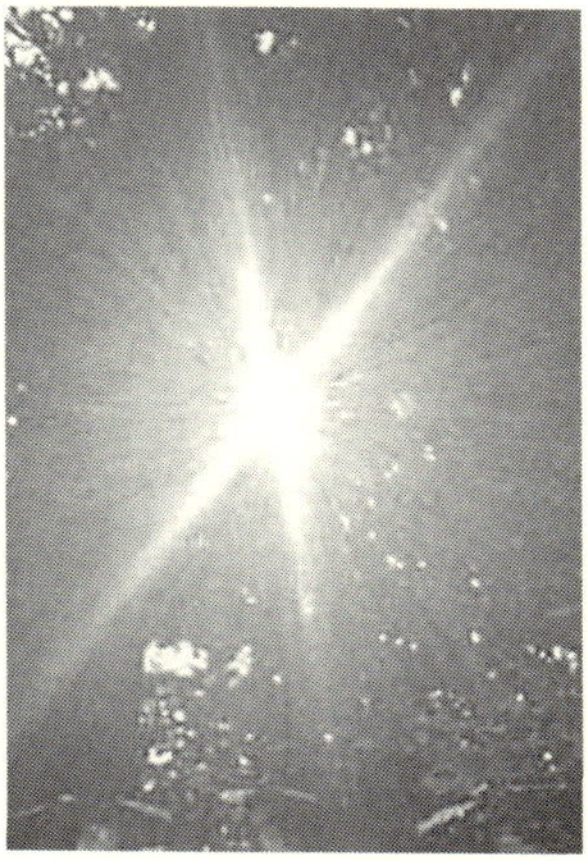

ドクタードルフィンのFBの写真

私の鎌倉の診療所の前に、
猿田彦大神の石碑が3つ建っている。

私自身は猿田彦大神そのものと共鳴している。

これは、アルシオーネの集合体の意識体である。例えば、リラ星には「プリラ」という意識体がいて、ズルーカ星には「ミズル」という意識体がいる。

4月2日、私が高次元「アルシオーネ」のエネルギーにアクセスして、「アルシオーネ」の意識体の名前は、「アルネ」、であることがわかった。

このことを、人類は誰も知らない。

「アルネ」＝「カンナビノイド」意識体であり、「カンナビノイド」のエネルギーは「アルネ」そのものである。

カンナビノイドのレセプターを活性化した

身体には、いろいろな化学物質がある。

アドレナリン、ノルアドレナリン、エンドルフィンなどのホルモン、アミラーゼやリパーゼといった酵素などであるが、あるだけでは身体に作用しない。

それらが、レセプター（受容体）と結合して初めて、身体に作用する。

レセプターがなければ、物質があっても身体に作用しない。

私は、立春の日に、人類の身体の中のカンナビノイドのレセプターを強力に活性化させた。

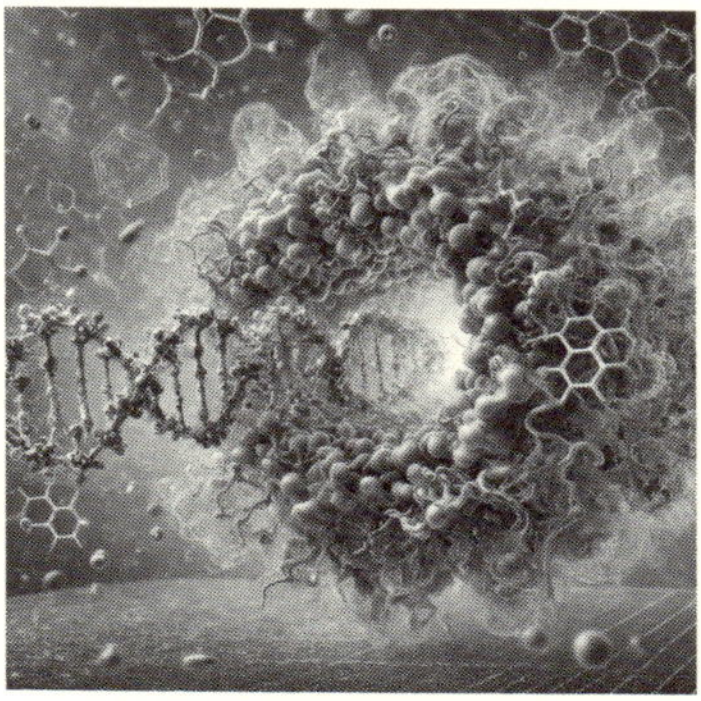

人類が、アルシオーネのカンナビノイドを受け取る準備は立春の日にできた。

4月2日、いよいよアルシオーネ光としてカンナビノイドのエネルギーが地球人に降り注ぐピークが、2024年4月4日正午とわかった。このとき、人類は大変身を始めた。

しかし、私が2月3日（立春の日）に、カンナビノイド系のレセプター（CBDレセプター）を大活性化させたのは、私の診療を受けている人とか、私のイベントに参加している人など、人類の中で、私につながっているほんの一部の人である。

実際には、カンナビノイドを受け取る準備ができている人にも、グレードがある。レセプターの活性度を1〜10とすると、グレード1が人類の6割、グレード10の人はわずか3％である。

今、人類は、レセプターを働かせようとしても、そのうち3%の人だけがレセプターがフルの状態である。ここに入るのは、ドクタードルフィンの診療を受けている人が第一優先で、それ以外にも、私と何らかの形でつながっている人は、ここに入ってこられる可能性がある。

また、私の勉強をしていなくても、宇宙の叡智に委《ゆだ》ねることができている人間は、3%に入ってこられるかもしれない。でも、一番確実なのは、私の勉強をすることだ。

人類が生まれ変わるきっかけが、

2024年4月4日正午のエネルギーであった。

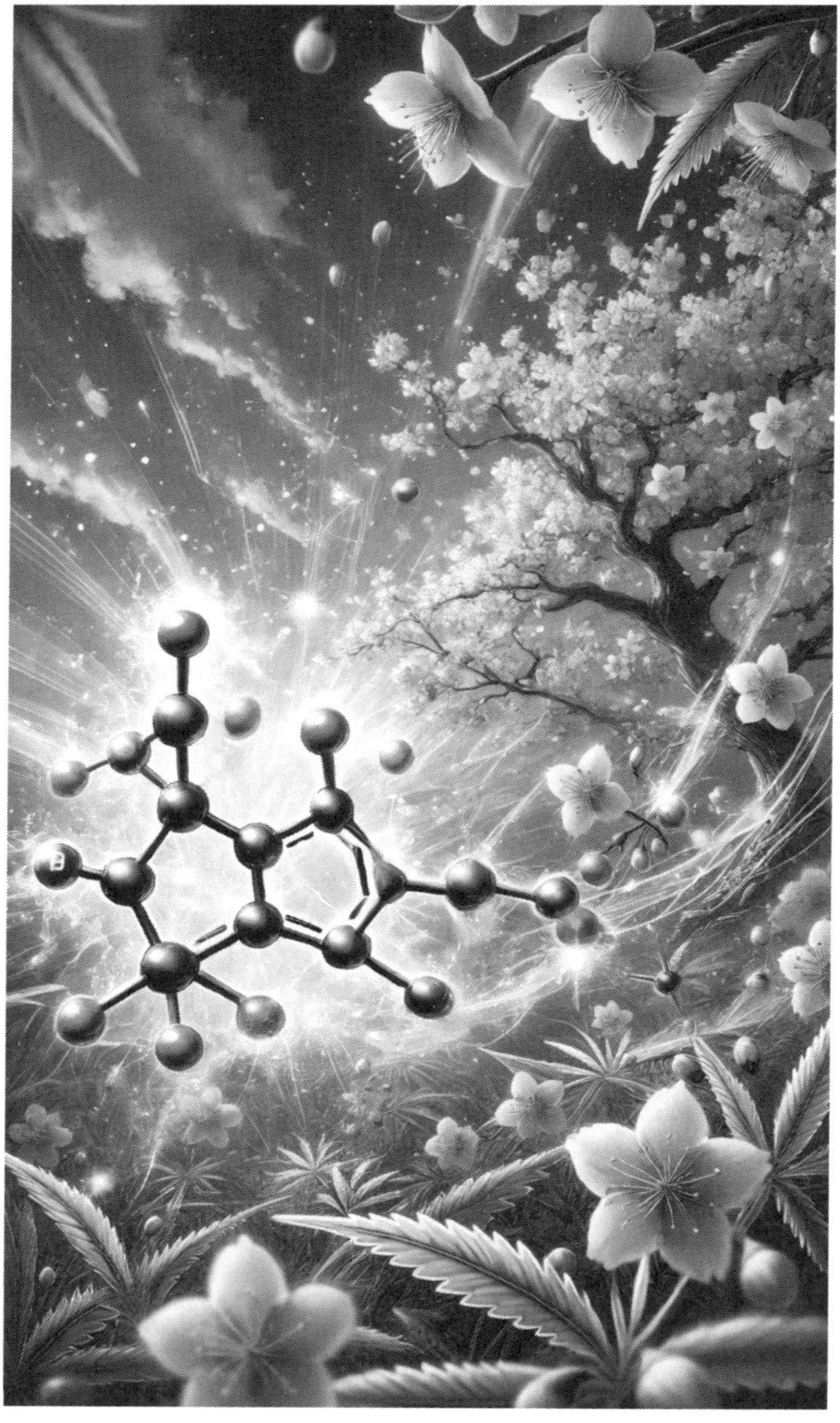

合法大麻がカンナビノイド（CBD）である

カンナビノイドとは、大麻に含まれる化学物質である。カンナビノイドは数十種類あるが、主なものはＴＨＣとＣＢＤである。カンナビノイドはあらゆる植物に含まれているが、

最も多く含まれているのが大麻である。

大麻ほどではないが、ツバキにも含まれている。
だから、椿大神社に猿田彦大神が祀られているのである。猿田彦大神の大元である「アルシオーネ」は、カンナビノイドそのものだ。

ＴＨＣは、精神高揚物質で精神を覚醒させる。幻想・幻覚・幻聴作用があり、地球に適応できなくなってしまう。

ＴＨＣにより、スーパーハッピー状態になるが、普通の言動ができなくなり、周囲が迷惑をこうむる。自分をコントロールできなくなるので、政府は使用を禁止している。

ＴＨＣは、精神を超向上させる働きがあるので、欧米では、精神の落ち込んでいる人、認知症、自殺願望のある人などを助ける医療用大麻として使われている。

ただ、使い方が難しい。高揚感があるので習慣性になり、使い過ぎると人間としておかしくなってしまう。身体も弱ってくる。医師の管理のもとに使えば非常に効果があるが、日本では医療機関でも使えない。

なぜ、日本では使用できないのか。私がこれまで何冊もの著書で述べてきたように、日本人が人類覚醒の鍵と宇宙で設定されているからだ。超古代から予言されていて、ホピの予言を初め、いろんな予言書に、日本人がリーダーになると書かれている。

人類をコントロールしているグループは、日本人が覚醒するとそれができなくなることをよくわかっている。日本人だけは覚醒させたくない。これを直感的に知っていた。

江戸時代、明治時代、大正時代、日本人には超能力者がたくさんいた。

それを、米国と明治政府は警戒して、全部潰した。

THCを日本人に浴びせたら、日本人の眠っている遺伝子が大覚醒して、世界のリーダーに一気に躍り出る。宇宙の設定どおりになる。

だから、日本には、医療大麻としても、ＴＨＣだけは使わせないように世界からの圧力がかかっている。しかし、私がアルシオーネを開いたので、日本でも、医療大麻が使えるようになるかもしれない。

ＴＨＣの可能性

2024年は、私が医師になって33年目である。アメリカに留学した24年前から、薬や注射などの化学物質は、抗がん剤も含めて、一切使わずにやってきた。

THCには、劇的な鎮痛効果がある。THCを使うと、超ハッピーになり、痛みを感じにくくなる。THCは、疼痛《とうつう》受容体をブロックするので、痛みを感じさせなくする。だから、THCは、医療に非常に効果的に使える。

精神を超向上させ、超鎮痛効果がある。この2つで、相当な薬になる。

ただ、日本で容認されても、恐らく、保険適用外になるだろう。

THCは、日本でいつまで使われていたか。このことは誰も書いていない。文献にもない。しかし、昭和に入って、戦前までTHCは使われていたと思う。

戦後、アメリカから来たマッカーサーが完全に封印した。大麻取締法は1948年7月に施行された。それまではフリーだった。それ以来、日本人は、一番目覚めてはいけない民族として、世界で最も封印されてきた。

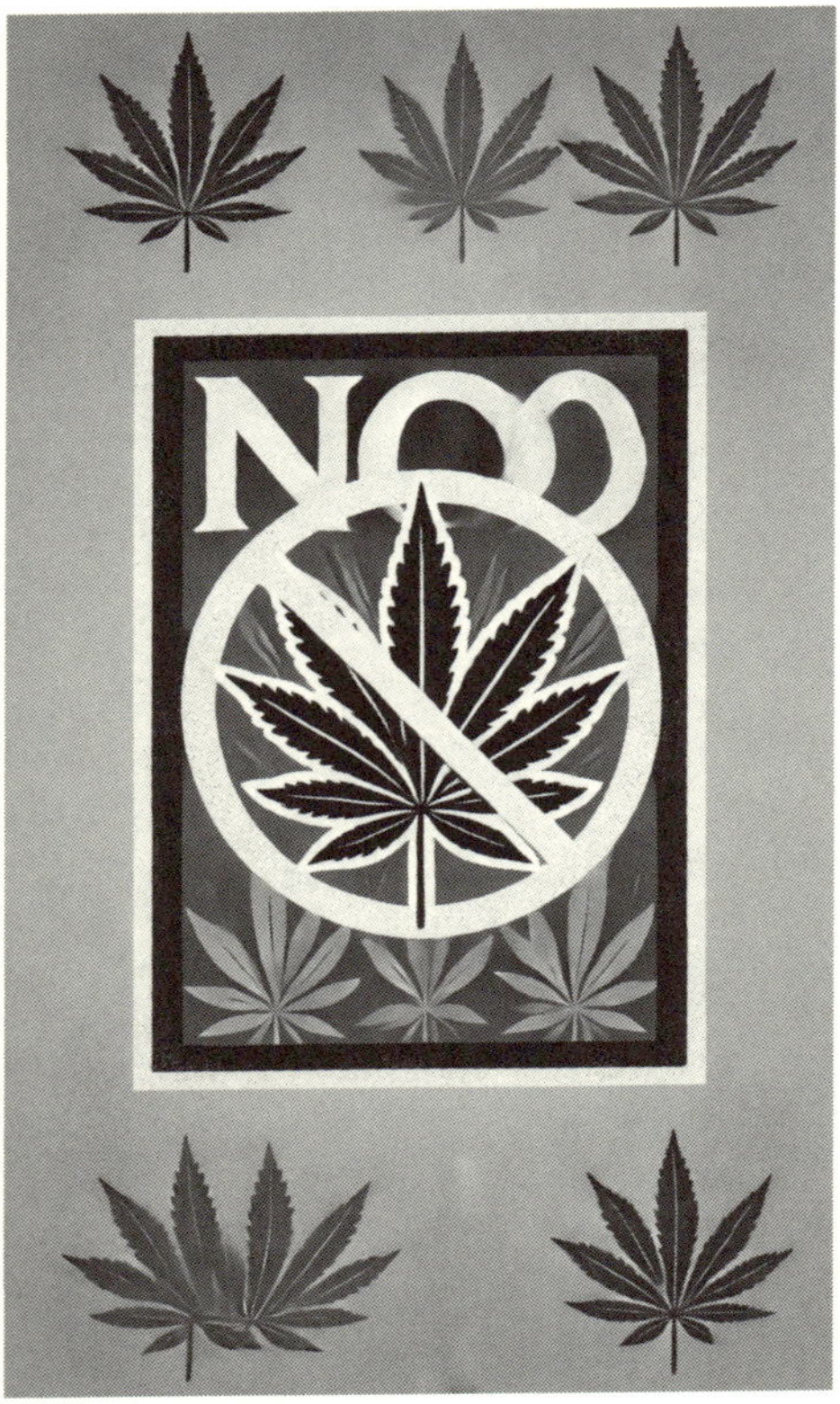

カンナビノイド
エネルギーの解放

この本で述べる、「ＣＢＤ」、は、全世界のほとんどの国で、封印されていない。

いまだにずっとオープンである。

ＣＢＤは、ＴＨＣとは全く異なる性質を持つ。ＴＨＣが、攻撃的な能力を上げるとしたら、ＣＢＤは、平和的な能力を上げる。

ＴＨＣは、交感神経系を上げる。
ＣＢＤは、副交感神経系を上げる。

これも私が４月２日に高次元エネルギーを読んで、人類で初めて得た情報である。

私がお薦めする人類覚醒の3つの摂取

ＣＢＤも、今、世に出る必要があると私は考えている。

私ドクタードルフィンは、薬やサプリメントを患者に一切薦《すす》めない。私が摂取をお薦めするのは３つだけだ。人類超覚醒のためのスーパートリオである。

１つ目は、水晶由来の珪素。

私が薦めているのは、「レクステラ」という製品で、私のホームページで販売している。

２つ目は、マコモ菌。

マコモ菌の製品も、私の公式ホームページで紹介している。

３つ目が、大麻由来のＣＢＤである。

これは、都合上、私のホームページでは紹介していない。

しかし、公式メルマガで紹介している。

この3つを摂ることによって、人類は〝カンナビノイド化〟、つまり、〝水晶化〟しやすくなる。

水晶化すると、病気しない、死なない、食べなくてよい、眠らなくてよい、状態になる。

2024年4月4日の正午、私がCBDを世に出すために、CBD販売会社の社長とミーティングを持つことになったのも、宇宙の采配だ。

大麻と聞くと、世の中では拒否反応を示す人が多い。そういう印象を植え込まれているのだ。多くの人は、「大麻」と一言で片づけて、THCとCBDを区別していない。THCは違法、CBDは合法である。

これからの人類は、この3つを摂りなさい。

それ以外は摂らなくとも、この3つを摂りなさい。

私は、2024年4月4日に、販売会社の社長とCBDを取り扱う合意をした。皆さんは、これらの3つとも、私のエネルギーの載る製品として、手に入れられることとなった。

製品には、水晶の意識も、マコモ菌の意識も、CBDの意識も、関与しており、エネルギーの低いものを摂るとエネルギーが下がる。

それらは、至高エネルギー次元の私を通すことにより、
製品のエネルギーは飛び上がる。
私の高次元エネルギーリーディングでは、
約100万倍、効果が活性化する。

もはや、別物である。

ブラックホールを唯一持つ元素「珪素」の秘密とは

珪素原子は、原子番号14で、真ん中に原子核があり、周りに2、8、4という3つの電子殻を持っている。

この電子殻の間のスペースに、ブラックホールがある。

宇宙には数多くの原子があるが、珪素（Si）のみがブラックホールを持つ。それを私が知ったいきさつは、何冊かの本にも書いたが、私が診療所を開業して数年後に、人間のふりをした宇宙人が私の診療所にやってきた。

その宇宙人は、人間の身体を持ったがゆえに、痛みとか症状をたくさん生じてしまっていたのだが、ある特別の使命を持って私の診療所にやってきた。

「来院理由は何ですか」と聞くと、「身体の症状の診療でなくて、先生にどうしても伝えないといけないことがあるので、そのために来ました」と、珪素原子にブラックホールがあることを私に教えてくれた。その1回の診療を終えて、その後、来院することはなかった。

私は、その情報を参考に、『水晶（珪素）化する地球人の秘密』、『松果体革命』などの自著を世に出した。

珪素だけがブラックホールを持っていて、超高次元とつながる。

特に、水晶由来の珪素は、最強のブラックホールを持つ。

だから、珪素を摂る必要がある。

松果体は、99・9％以上が珪素でできている。松果体は、人間のブラックホールである。

マツボックリのような形をした松果体はブラックホールで、ここから異次元、パラレル宇宙につながる。珪素を摂ってどんどん珪素化（水晶化）して、人間のエネルギーを高めてほしい。

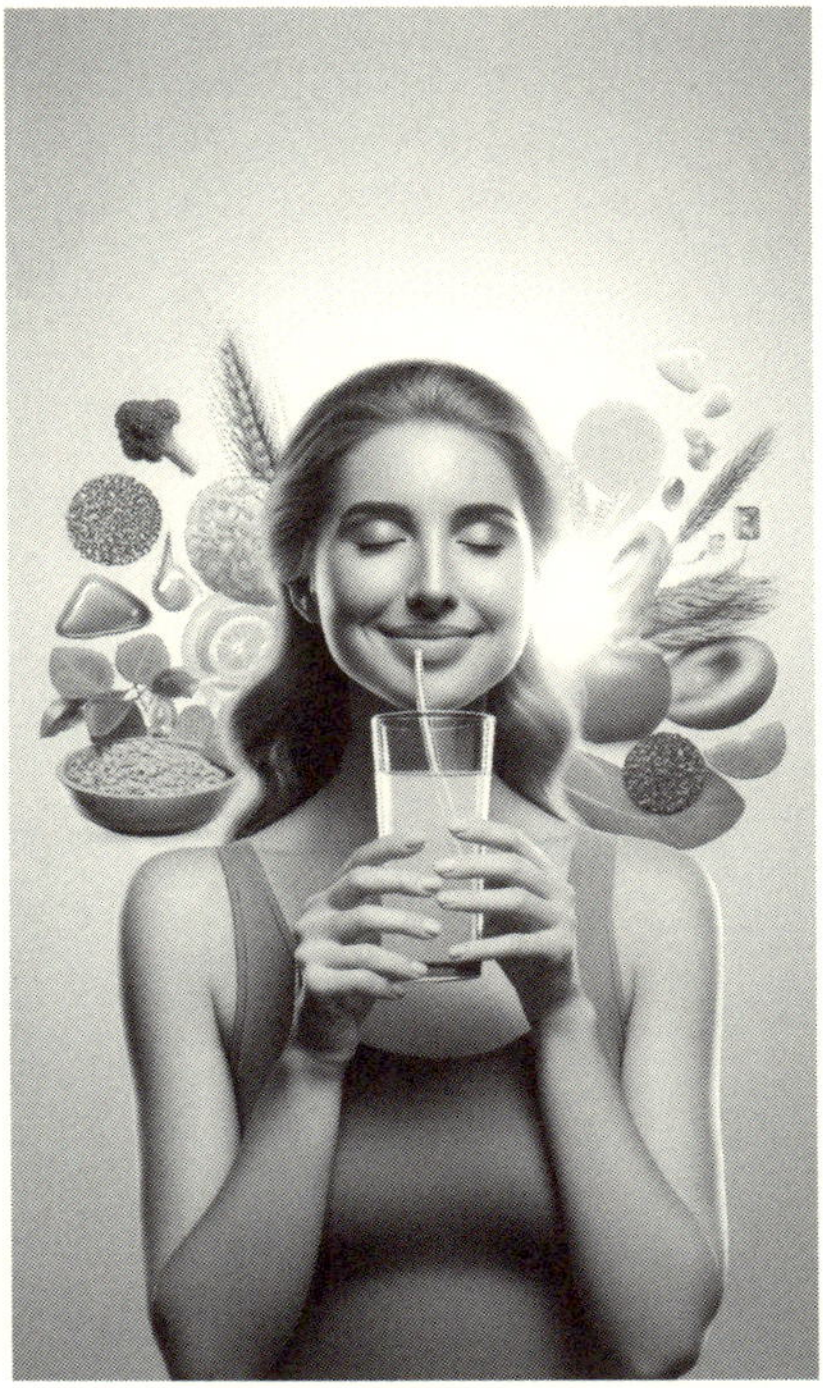

マコモ菌はなぜ必要か

マコモ菌は、何万度の高温でも、マイナス何万度でも、乾燥させても死なずに生きている。そんな生物は他に地球にない。マコモ菌は、まさに宇宙とつながっているし、地球ともつながっている。

マコモ菌と珪素の違いは、マコモ菌は、より地球と強くつながっていることだ。

地球の石、植物、昆虫、動物たち、すべての地球の生きもののエネルギーとつながっている。つまり、地球の環境の中で、人間がマコモ菌を摂ると、その人間は、最も穏やかに地球で生きられるような身体と心になる。

例えば、コレステロールには善玉と悪玉があるが、マコモ菌は、腸内細菌に作用して、悪玉コレステロールの値を下げて、善玉コレステロールの値を上げてくれる。

あるいは、エネルギーが高過ぎるものは下げてくれて、低過ぎるものは上げてくれる。すべて中立状態に持ってきてくれる。
地球の生命体としてうまく生きるには、すべてが中立でないといけない。

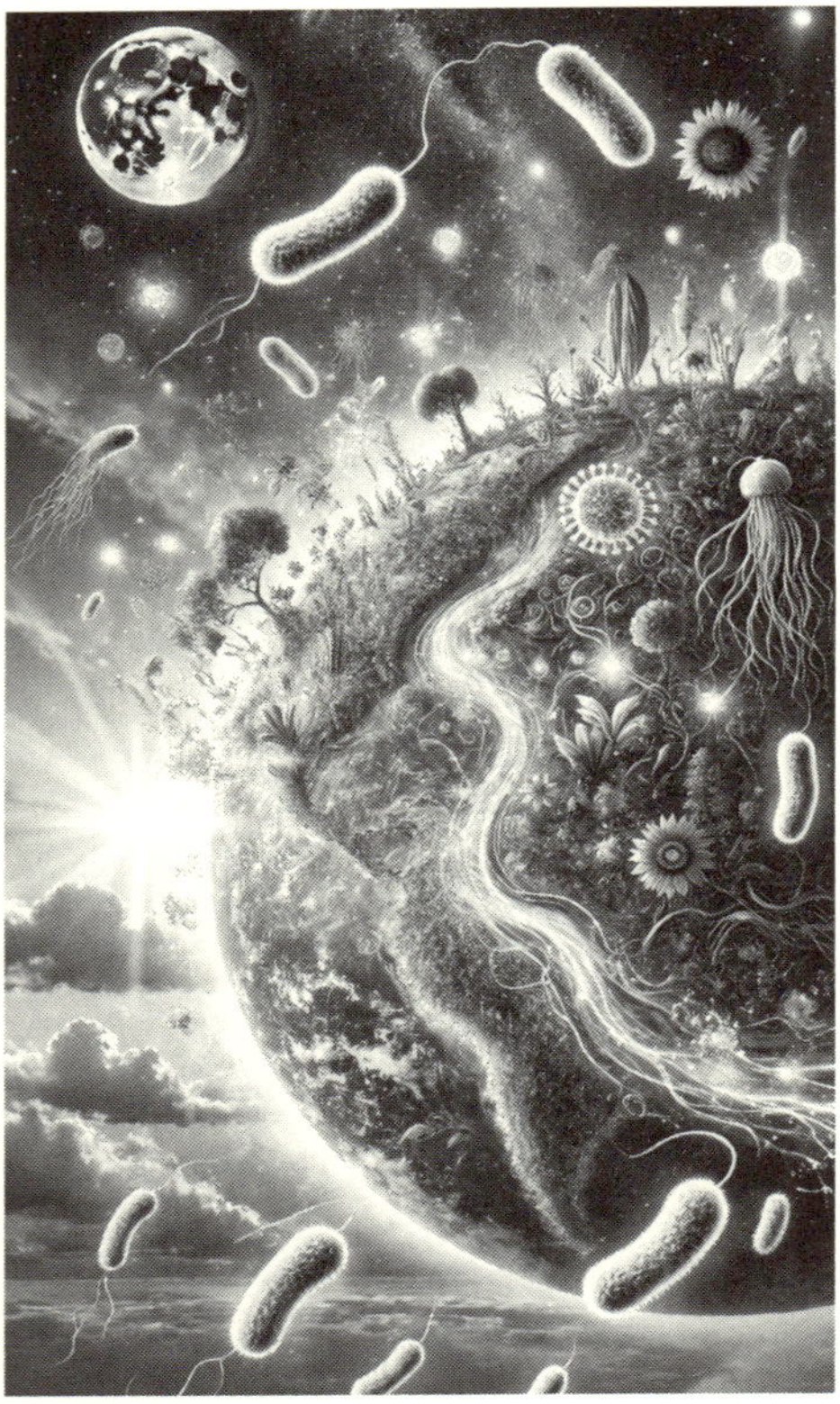

余計に外敵を攻撃しすぎている現代人の免疫

CBDは、人間を物質から光にしてくれる。人間の身体を炭素体から珪素体へ、細胞から水晶化させる。CBDは、先ほど述べたように、副交感神経を優位にして、穏やかに平和にする。

交感神経は白血球と、副交感神経はリンパ球と共鳴している。

交感神経が優位になると白血球が活発になる。このとき、細菌・毒物等の敵対物質が入ると、白血球とマクロファージがそれを攻撃する。これが炎症になり、腫《は》れて痛みが出る。

副交感神経が優位になるとリンパ球が活発になる。

ウイルスがやってくるとリンパ球が反応し、発熱したり、咳を出したり、下痢をしたりする。コロナでたくさん死んだのも、副交感神経の反応だ。

CBDは、リンパ球をコントロールする。これは、私が4月2日にエネルギーを読んでわかったことである。

つまり、CBDは、副交感神経をコントロールして、攻撃的であったリンパ球の働きを穏やかにする。花粉症という病気が、昔はなかったのに、何でこんなに増えたかというと、リンパ球が花粉に対して超攻撃的になったからである。

昔の人間は、花粉が大量に入ってきても、リンパ球が寛容に受け入れて、見逃していた。

今の人間のリンパ球は、花粉を攻撃するようになった。なぜかというと、リンパ球が不安と恐怖をいっぱい持つようになったからである。マスコミなどのメディアに不安と恐怖ばかり煽《あお》られて、脳が不安と恐怖でいっぱいになったから、リンパ球もそれに共鳴しているのだ。

花粉が入ってきても、「いらっしゃい」と寛容に仲よく迎えてあげれば、花粉症の症状は起きない。「ワーッ、こいつら出ていけ！」とやりこめようとするから、炎症が起きる。花粉症以外にも、アトピー、喘息《ぜんそく》、リウマチ、膠原病《こうげんびょう》も全部同じ原理だ。

ＣＢＤは、リンパ球を穏やかにする。寛容にする。余計な外敵が入ってきても、反応しないで見守る。敵対していたものを歓迎するようになる。リンパ球も、委ねる状態になる。受け入れる。医学はここまで入っていかないといけない。私の「ＮＥＯ－ＭＥＤＩＣＩＮＥ」は、ここまで入っている。

白血球やリンパ球の話は、亡くなった安保徹《あぼとおる》先生がされていたが、それを深く掘り下げたのは私だ。

4月2日の早朝、アルシオーネの意識体「アルネ」と交信して、これらのことが解明された。

新型コロナで実際に何が起こったかというと、ＣＢＤが完全に封印されたのである。不安・恐怖によってＣＢＤレセプターが弱ってしまって、不安・恐怖を穏やかにするＣＢＤが入ってこなくなった。

コロナウイルスなど放っておけばいいのに、リンパ球が不安・恐怖でワーッとなって暴走し、大炎症を起こしてたくさんの方が亡くなってしまった。放っておいていいものに過剰反応したことで、脳が洗脳され、リンパ球も洗脳されてしまった。

ＣＢＤレセプターが弱ったことと、脳が洗脳されリンパ球が洗脳されたこと、この２つが、新型コロナの実態である。

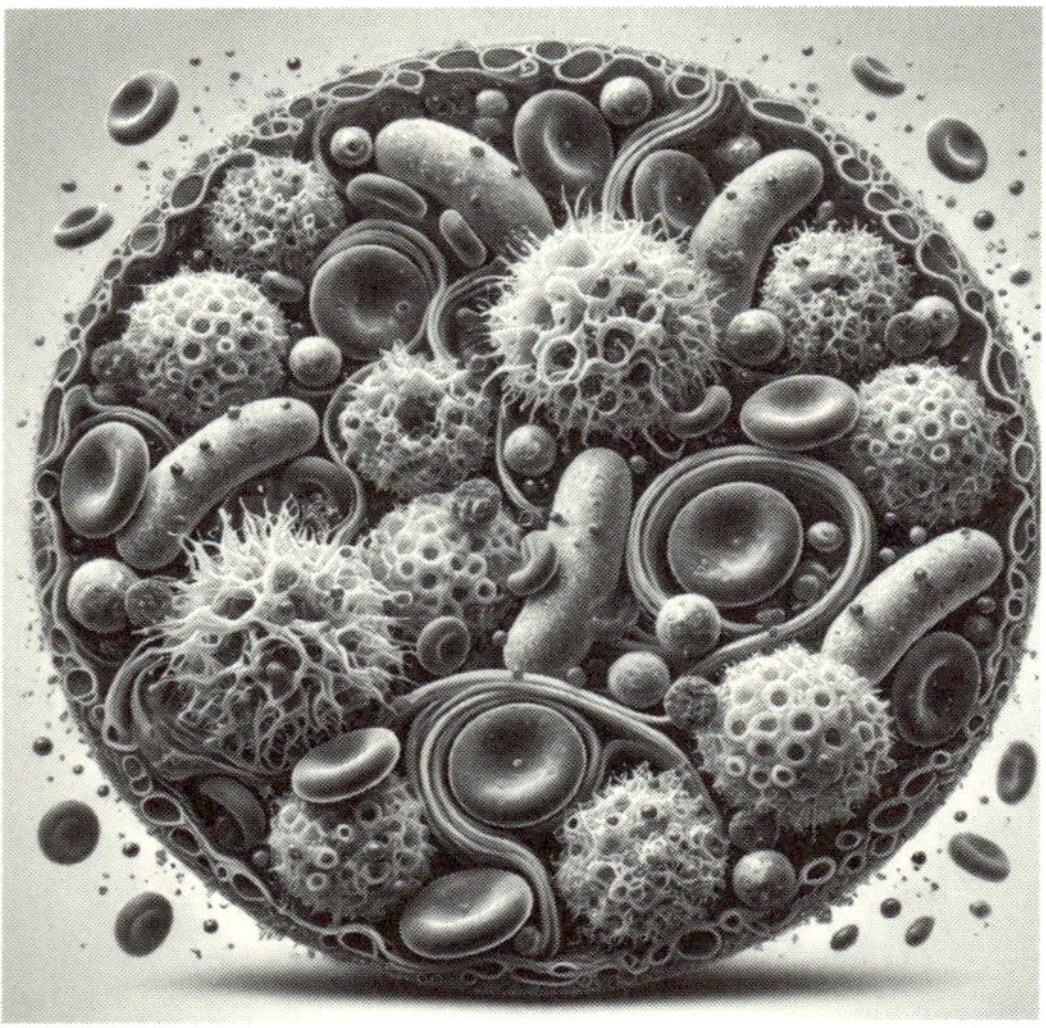

88次元（15次元）の私が
大麻を世に出す

そのことを、私は明らかにしたい。私は、宇宙で88次元、地球で15次元である。私以外は、地球で7次元以下だから、地球存在の誰も私が受ける情報を受け取れない。大麻の重要性を世に発信できるのは、私しかいないだろう。まず、ＣＢＤが認知されてから、ＴＨＣを世に伝えたい。

私が目指すのは、医療用大麻の使用だけでなく、医師の監督のもとにおける意識の超次元上昇である。それは、私にしかできない。普通の医者のレベルでは無理だ。宇宙ノーベル賞、高次元のアルシオーネの「アルネ賞」に値するのが、私のこれからの仕事だ。

アルシオーネ光から表彰されるように活動していく。

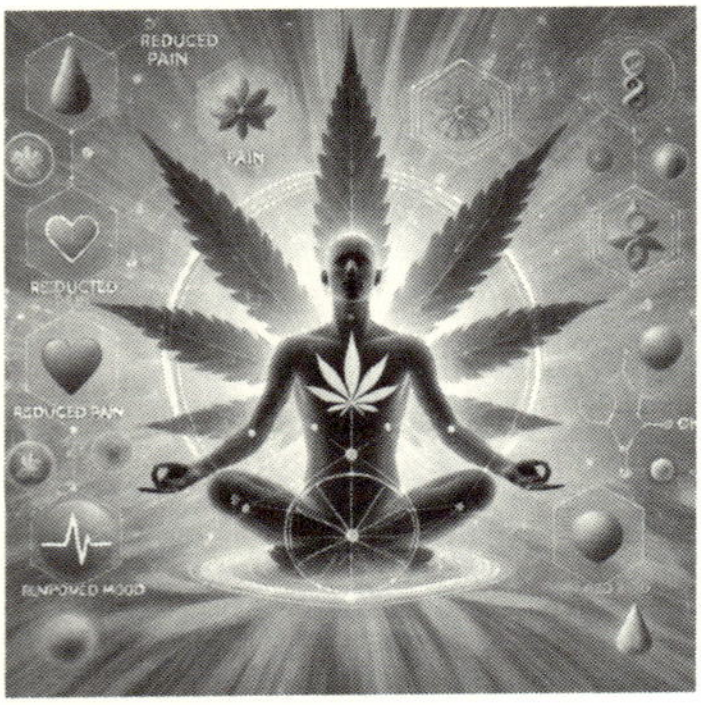

第二章

封印から覚醒へ

ＣＢＤ活性化の効果①

ＣＢＤ活性化の第１の効果は、神経系を超覚醒して、認知症、アルツハイマー病、記憶障害などという病気から回復する可能性を提供する。脳の神経細胞の連結部シナプスを強化するようだ。

情報伝達力が強化され、物忘れを減らす。記憶力が上がる。ＡＴＰ（アデノシン三リン酸）を産生するエネルギーを上げるようだ。

ATPとは

ATP（アデノシン三リン酸）は、細胞のエネルギー通貨として機能する非常に重要な化学物質です。生命活動の多くはエネルギーを必要とし、このエネルギーはATPの形で供給されます。ATPは、その分子内に3つのリン酸基を含んでおり、これらのリン酸基間の結合を切断することによりエネルギーが放出されます。

細胞内では、特にミトコンドリアと呼ばれる細胞器官で、食物から得た栄養素を消化し、それをエネルギーに変換する過程でATPが合成されます。この過程は細胞呼吸と呼ばれ、酸素を必要とするエアロビック過程と、酸素を必要としないアナエロビック過程に大別されます。

ATPがエネルギーを放出するとき、アデノシン二リン酸（ADP）と無機リン酸に分解され、後に再びATPとして再合成されることがあります。このサイクルは生命活動を支える基本的なエネルギーサイクルの一部であり、筋肉の収縮、細胞の分裂、神経伝達物質の放出など、生体のさまざまな機能を可能にしています。

ATP（アデノシン三リン酸）が生成されることによって得られるメリッ

トは、主に細胞及び生体全体の多様な生命活動を支えるエネルギー源として機能する点にあります。以下はATPの生成がもたらすいくつかの主なメリットです。

1. **エネルギー供給**：ATPは「エネルギーの通貨」とも称され、細胞が生理的な機能を果たすために必要なエネルギーを提供します。ATPからエネルギーが放出されることで、細胞は活動を維持できます。

2. **筋収縮**：筋肉細胞では、ATPのエネルギーが筋収縮を促す重要な役割を果たしています。ATPが分解することで発生するエネルギーは、筋線維の動きを助け、身体の動作を可能にします。

3. **活動的輸送**：細胞膜を通じて物質を能動的に輸送するためにもATPが必要です。特定のイオンや分子を細胞内外に移動させる際、ATPはポンプや運搬体の働きを支えるエネルギーを提供します。

4. **細胞成長と分裂**：細胞分裂を含む細胞の成長プロセスにはエネルギーが必要で、ＡＴＰはそのための主要なエネルギー源です。ＤＮＡの複製や細胞分裂時の各種生化学的過程において中心的な役割を担っています。

5. **生化学反応の調節**：ＡＴＰは多くの酵素反応の調節に関与しており、代謝のペースや方向を制御するのに重要です。これにより、細胞は環境の変化に適切に反応することができます。

6. **神経伝達**：神経細胞が信号を伝達する際にもＡＴＰがエネルギー源として利用されます。これにより、情報の高速の伝達が保証され、生体の反応速度が維持されます。

ＡＴＰの生成と利用は、生物が生きる上で不可欠なプロセスであり、これらのメリットが生物の生存と繁栄に直接寄与しています。

エネルギーがないとタンパク質はつくれない。シナプスのようなコネクションにはタンパク質が必要だ。

それがなくなると、シナプスはどんどん途切れていき、情報伝達ができなくなる。

それが今までの人間だ。これからのＮＥＯ－ＨＵＭＡＮは、年齢を重ねてもシナプスは減らずに、逆に増えていく。

ＣＢＤを摂るとすごい人間になるのだ。

ＣＢＤ活性化の効果②

ＣＢＤ活性化の効果の第2は、免疫系の超覚醒である。理想を言えば、ＴＨＣもＣＢＤも摂って、交感神経系も副交感神経系も覚醒して、つまり、白血球免疫もリンパ球系も両方上げたいが、今はＴＨＣを摂ることはできない。

ＴＨＣ（テトラヒドロカンナビノール）は、大麻（マリファナ）の主要な精神活性成分であり、多くの国々でその使用が法律で制限されています。ＴＨＣの使用が広く禁止され始めたのは20世紀中ごろからで、多くの国で違法薬物に分類されています。

###ＴＨＣが禁止されている理由

ＴＨＣが禁止されている主な理由は、その精神活性作用と潜在的な健康リスクにあります。具体的には以下のような点が挙げられます。

1．精神活性作用

ＴＨＣは脳内の特定の受容体に作用し、高揚感や幻覚などの精神活性効果を引き起こします。これが依存のリスクを高め、精神健康問題を引き起こすことがあります。

2．依存性

定期的な大麻使用は心理的、場合によっては身体的依存を生じさせることがあります。これにより、使用者はドラッグを止める際に離脱症状を経験する可能性があります。

3．認知機能への影響

THCは特に若年層の使用者の学習能力、記憶、注意力に悪影響を与えることが研究で示されています。これは発達中の脳に対する潜在的で長期的な影響に関連しています。

4. 運転能力の低下

THCの使用は運転時の注意力や判断力を低下させ、交通事故のリスクを高めることが知られています。

5. 心理的問題

大麻使用は特に心理的に脆弱《ぜいじやく》な人々において、不安、パラノイア、うつ病などの精神健康問題を悪化させる可能性があります。

世界各国でのTHCの法的状況は異なります。一部の国や地域では医療目的での使用が許可されており、また成人の嗜好《しこう》用使用が合法化されている場所もあります。しかしながら、多くの国では依然として非合法であり、所持、使用、販売には厳しい罰則が設けられています。

ＴＨＣには確かにリラクゼーションや痛み軽減などの有益な効果が認められる一方で、その使用には多くのリスクを伴います。そのため、法律や医療の枠組みの中で慎重に管理されています。

しかし、４月２日、私は高次元エネルギーを読んで、ＴＨＣを摂らなくても、ＣＢＤをどんどん摂取していけば、ＴＨＣを取り入れる能力が体内で自然に上がってくるというすばらしい情報を得た。

素粒子には、プラスとマイナスを重ね合わせるという原理がある。プラスが上がればマイナスも上がる。プラスが減ればマイナスも減る。交感神経と副交感神経は正反対のエネルギーなので、CBDを摂取すればTHCを取り入れる能力も上がる。

また、両者は、もともと一つの大麻草に含まれているもので、もともと、エネルギー的に共鳴しており、片方を摂れば、もう片方も誘起される。

これは宇宙の法則だ。

人類は、片方のエネルギーを上げようとすることだけで精いっぱいだ。だからもう一方のエネルギーは上げられないと絶望しているが、実はエネルギー的に連結しているものは、素粒子の原理で重ね合わせているのだ。

例えば、目は2つで1つである。片目をプリセットして地球の裏側に持っていき、残った目に光を当てると、全くゼロ秒で地球の裏側の目も対光反射で瞳孔が収縮する。

これが重ね合わせるということである。

最初に1つだったものがプラスとマイナスに分離しただけなので、大麻という1つのものがCBDとTHCに分離しただけだと考えれば、CBDが上がれば、バランスをとるためにTHCも上がる。

これは、私しか知らない最新の情報である。

免疫を超覚醒するとは、リンパ球の機能を超上げるということだ。これはリンパ球が攻撃する機能を上げるのではない。穏やかに見守る能力を上げるのだ。

マスコミも医者たちも、免疫を上げることについて、攻撃能力を上げることばかり言っている。

次元が低過ぎて、高次元の情報を知らないからだ。免疫を上げるということは、攻撃しなくなる、反応しなくなるということである。それで初めて、症状が起こらなくなる。反応が起こり過ぎると人間は死んでしまう。

今の医療が永久に成功しない理由は、そこにある。今の医学は、自分の家族や自分を別にして、患者には教科書的なことしかやらない。

私は、今までは医学の闇を切り裂いてきたが、私も人間としての存在が長くなったので、ただ見守るという次元に入った。

第二章　封印から覚醒へ

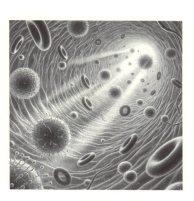

ＣＢＤ活性化の効果③

ＣＢＤ活性化効果の第３は、エネルギー産生系への効果である。

細胞でＡＴＰを生み出す。

グルコース（$C_6H_{12}O_6$）が解糖系とクエン酸回路に入って、酸素を取り入れてＡＴＰが生まれてくる。今までの常識では、グルコースがなければエネルギーが生まれなかった。そのために、人間は炭水化物・タンパク質・脂質を食べることが必要だった。

これら３つの栄養素が分解されてグルコースになる。炭水化物もタンパク質も脂質も、炭素・水素・酸素・窒素からできている。私以外の今までの人間は、食物を食べるからミトコンドリアでＡＴＰを産生すると誰も疑わなかった。

しかし、私は、珪素のブラックホールを用いて、そこから炭素を生み出すことを明らかにした。何もないところから炭素その他の元素を生み出すのだ。水素と酸素は、水があればできる。水はたくさんある。だから、どこからでもATPを生み出せる。

THCは精神を亢進《こうしん》させるが、CBDは精神を穏やかにする効果がある。精神が穏やかになって初めてブラックホールが開く。不安・恐怖と怒りで、いつもイライラしているとブラックホールが閉じる。委ねることでブラックホールが開く。異次元宇宙とつながるのだ。

CBDを摂ると穏やかになって、心を開くから、珪素のブラックホールから炭素を生み出して、ATPを生み出す。

珪素は、松果体にもたくさんあるが、すべての細胞の細胞膜にも含まれている。細胞の表面に珪素がたくさんあるということ。珪素のもう一つの居場所は、ミトコンドリアである。

ミトコンドリアは細胞のエネルギー工場として知られており、活性化することでさまざまな健康メリットが得られます。ここでは、ミトコンドリアが活性化することによる主なメリットをわかりやすく説明します。

エネルギー生産の増加

ミトコンドリアは、食べ物から摂取した栄養をエネルギー（ATP）に変換する役割を担っています。ミトコンドリアが活性化すると、このエネルギー変換効率が向上し、身体全体のエネルギーレベルが高まります。これにより、疲労感が減少し、より活動的になれることが期待できます。

老化防止と細胞の健康

ミトコンドリアの機能が向上すると、細胞の老化を遅らせる効果があります。細胞が健康であればあるほど、組織や臓器の機能も長持ちし、全体的な老化プロセスが遅くなります。また、ミトコンドリアは細胞内の有害な廃棄物やフリーラジカルを処理する役割も担っているため、これが活性化すると細胞損傷が減り、病気のリスクも下がります。

体重管理と代謝の向上

ミトコンドリアは代謝活動にも関与しています。活性化すると、体内の脂肪燃焼効率が高まり、体重管理がしやすくなることがあります。また、より多くのカロリーがエネルギーに変換されるため、肥満防止にもつながります。

疾病リスクの低減

ミトコンドリアがうまく機能していると、糖尿病や心血管疾患などの代謝疾患のリスクが減少します。これは、ミトコンドリアが血糖レベルの調節やコレステロールの管理に間接的に関与しているためです。

運動能力の向上

運動時のパフォーマンスはミトコンドリアの効率に大きく依存しています。ミトコンドリアが活性化していると、筋肉へのエネルギー供給がスムーズに行われるため、持久力が向上し、疲れにくくなります。

このように、ミトコンドリアの活性化は、エネルギーレベルの向上、老化防止、健康維持、運動能力の向上など、幅広い健康メリットを提供します。これらは日々の生活の質を向上させるためにも非常に重要です。

だから、ミトコンドリアを活性化させることもとても大事だ。人間の細胞は、精子と卵子にX染色体とY染色体が含まれていて、筋肉も内臓も、すべての体細胞は父と母のエネルギーが半分ずつ入っているが、ミトコンドリアだけは母のDNAだけでできている。

つまり、受精卵からでなく、母親の卵子が分裂して生まれたのである。

ミトコンドリアが特別な器官であることがわかる。したがって、ミトコンドリアを超活性化すると、母性愛を浴びることになる。母親は、自分の命にかえてでも子どもを守ろうとするので、身体が守られることになるのである。

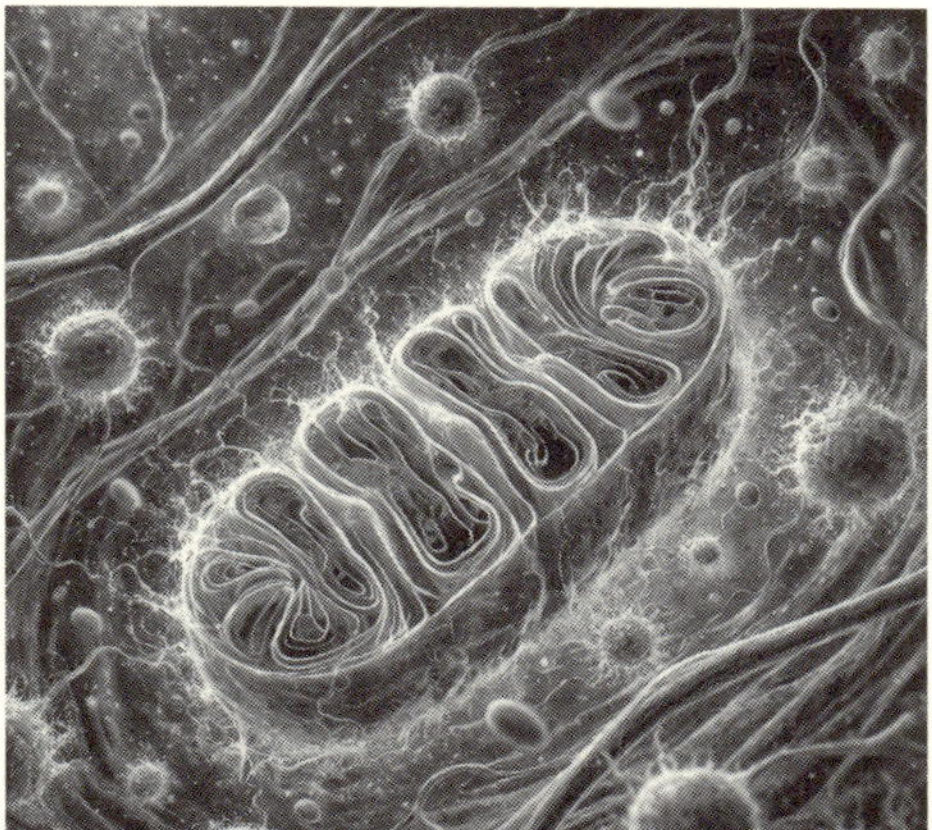

ＣＢＤ活性化の効果④

ＣＢＤの第４の可能性は、病気になりにくくなる。大半の病気は、ＤＮＡの変異（ミューテーション）によって起こる。ＤＮＡの二重らせんは、Ａ、Ｇ、Ｔ、Ｃというリボ核酸でできている。炭素が主体の成分である。

これが突然変異してがんになるのだが、ＣＢＤを摂るとＤＮＡの主体が珪素になるため、がん細胞は生まれにくくなる。

私が著書で述べてきた「十二重らせんＤＮＡ」は、目に見えないものである。

これは、珪素エネルギーが主体で、炭素の存在はとても弱い。エーテル体、アストラル体といったエネルギーは、主に、珪素のエネルギーで成り立っている。

炭素主体から珪素主体に変化することを、「水晶化（珪素化）」と呼んでいる。珪素エネルギー体になると、病気になりにくくなる。

人間の意識次元が上がっていくと、そして、十分にＣＢＤ（カンナビノイド）を摂取していくと、細胞自体が珪素化していく。珪素はブラックホールを持っているので、水と空気があればエネルギーを生む。

私が今まで書いてきた本にも、行間にはそのことを含めて書いてきたが、誰もそこまで読めなかった。表面だけ読んでいては、私についてこれないのである。

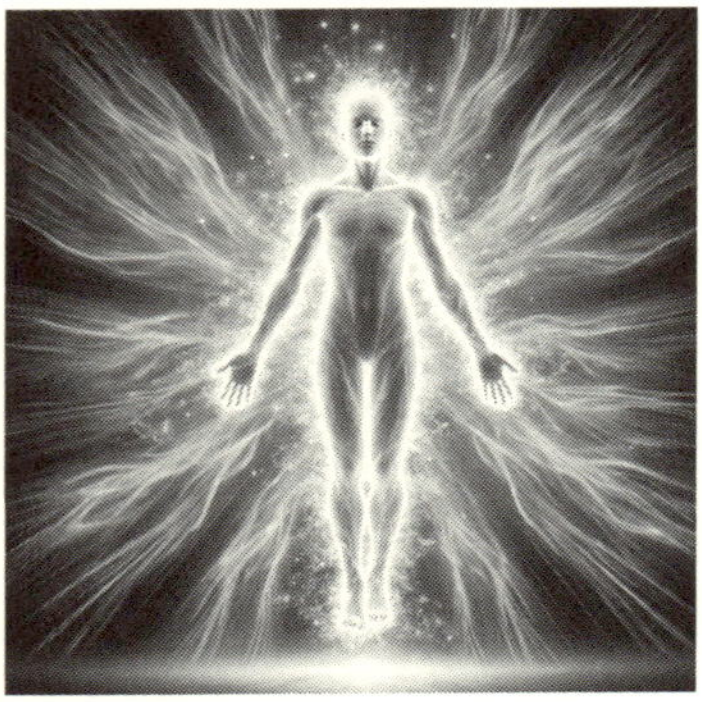

CBD活性化の効果⑤

CBD摂取の6つ目の可能性は、死ににくい生命体になる。

死ぬということは、地球では心臓がとまるということだ。だから、心電図がフラットになったら死亡とされる。しかし、脳波がフラットになっても、人工心肺で心臓が動いていれば、生きていることになる。これが地球人の死の定義である。

細胞のタンパク質がアポトーシス（自滅死）を起こすと、細胞がどんどん機能しなくなり、身体の機能を維持できなくなって死ぬ。

しかし、CBDは、ミトコンドリアでのATPの産生を促すので、タンパク質をつくる。アポトーシスが起こらなくなり、死ぬことから遠ざかる。生きているということは魂が振動していることを言うが、地球での死は身体がなくなることだ。しかし、CBDを摂ると身体がなくならない。今、人間の平均寿命が80歳とすると、珪素化により、300歳になるだろう。

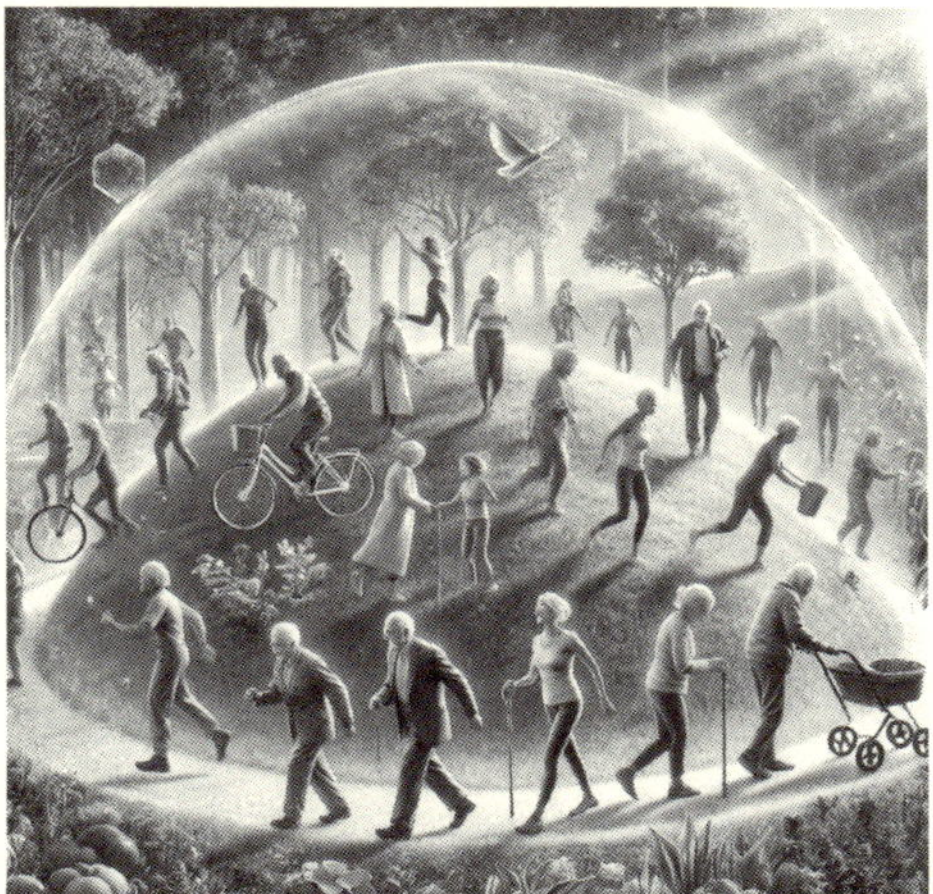

第三章

「アルネ」のエネルギー

「アルシオーネ」と「アルネ」

この私の理論を世に出すタイミングが来た。

そのスタートが2024年4月4日であった。

ここから、世の中が変わり始めた。

なぜかというと、このタイミングで、アルシオーネ光が、地球にいまだかつてなかった次元で最高に降り注いでいて、レセプターが準備できた人間は、この光に反応して、次元上昇する。

4月2日に「アルシオーネ」から私に降り注いできた情報が、そのことを知らせてくれた。

アルシオーネの集合意識体「アルネ」とは、どういう存在なのか。

それは、地球を含む天の川銀河のエネルギーを超覚醒するものだ。

カンナビノイドが超活性化した超越世界とはどういうものかを、ここで説明しておこう。


まず、病気がない。

そして、死なない。


この2点だけでも強烈だ。

そして、身体を持たない。半透明の光だ。自分と自分以外という区別がない。これはものすごく深い世界だ。

地球もそこに向かっていく。

カンナビノイドが超活性化し、二元性から一元

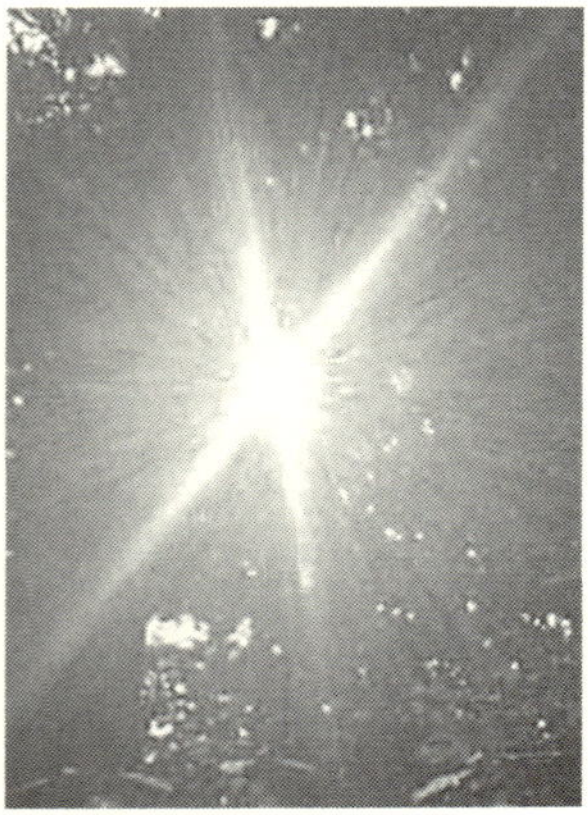

性に入る。「私・あなた」から「私だけ」の世界である。

「アルシオーネ」は、自己の個体エネルギーだけがあって、自分以外の個体エネルギーとは、エネルギー波動で全部つながっている。それが、「アルネ」である。自分が変われば自分以外も全部変わるし、自分以外が変われば自分も変わる。

それは、自分がないという意味である。カンナビノイド世界は、エネルギー共同体世界だ。

そこでは、自分以外を悲しませて、つらい思いをさせたら、自分もその思いをする。自分が悲しい思い、つらい思いをしたら、みんなも同じ思いをする。だから、みんなで良い思いをしようという一元性だ。

量子力学では、素粒子の対《つい》消滅の理論というものがある。宇宙のほとんどにおいては、何もないゼロのところからプラスとマイナスが生まれて、それが合わさってプラスマイナス・ゼロで消滅して、何もなくなる。

たまたまプラスだけ、マイナスだけが残ったのが、今の私たちの世界だ。


光と影も何もないところから生まれてきて、対消滅で消えていくが、光だけ、影だけが残るときもある。光だけが残ったときは、目に見えない、感知できないところで、影が残っている。

影だけを体験しているときは、体験できないところに、光が残っている。つまり、光も影も意味合いが違うだけで同じ存在だということ。

その認識があるのが、カンナビノイド生命体だ。

だから、

光を追い求めることもないし、
影を避けることもない。

これが、カンナビノイド社会だ。

もう一つ、自分だけが良い思いをすると、良い思いをしない自分をつくっていく。これは、カンナビノイド社会で当たり前の事実である。地球人は良い思いをしようとして生きている。経済的に豊かになって、良い家に住んで、良い家庭を持って、将来安泰で、健康で生きようとする。それをつくればつくるほど、正反対の貧乏で哀れで不健康な自分をつくっている。

つまり、良い思いと悪い思いは、素粒子とトーラス（万物の根元エネルギー）の原理で一瞬で反転する。これをわかっているのがカンナビノイド社会だ。だから、良い自分をつくろうとしない。いつも中立の状態である。良い思いも悪い思いも要らない。

この原理を理解しないで、「こうしたら幸せになれますよ」と言うのは、本質が全く見えていない「地球のサギ劇場」だ。それを追い求めれば追い求めるほど、不安定で不幸になっていく。

私は、10年前からこのことを伝えてきたが、本質を全く捉えてもらえなかった。「うさんくさい」などと言われて、つらい思いをしてきた。宇宙で88次元、地球で15次元の存在である私は、地球上では、普通は完全に消えてしまう。地球にとどまるために、巨大な水晶、植物、昆虫、動物などのぬいぐるみやフィギュアなどのサポートを受けている。

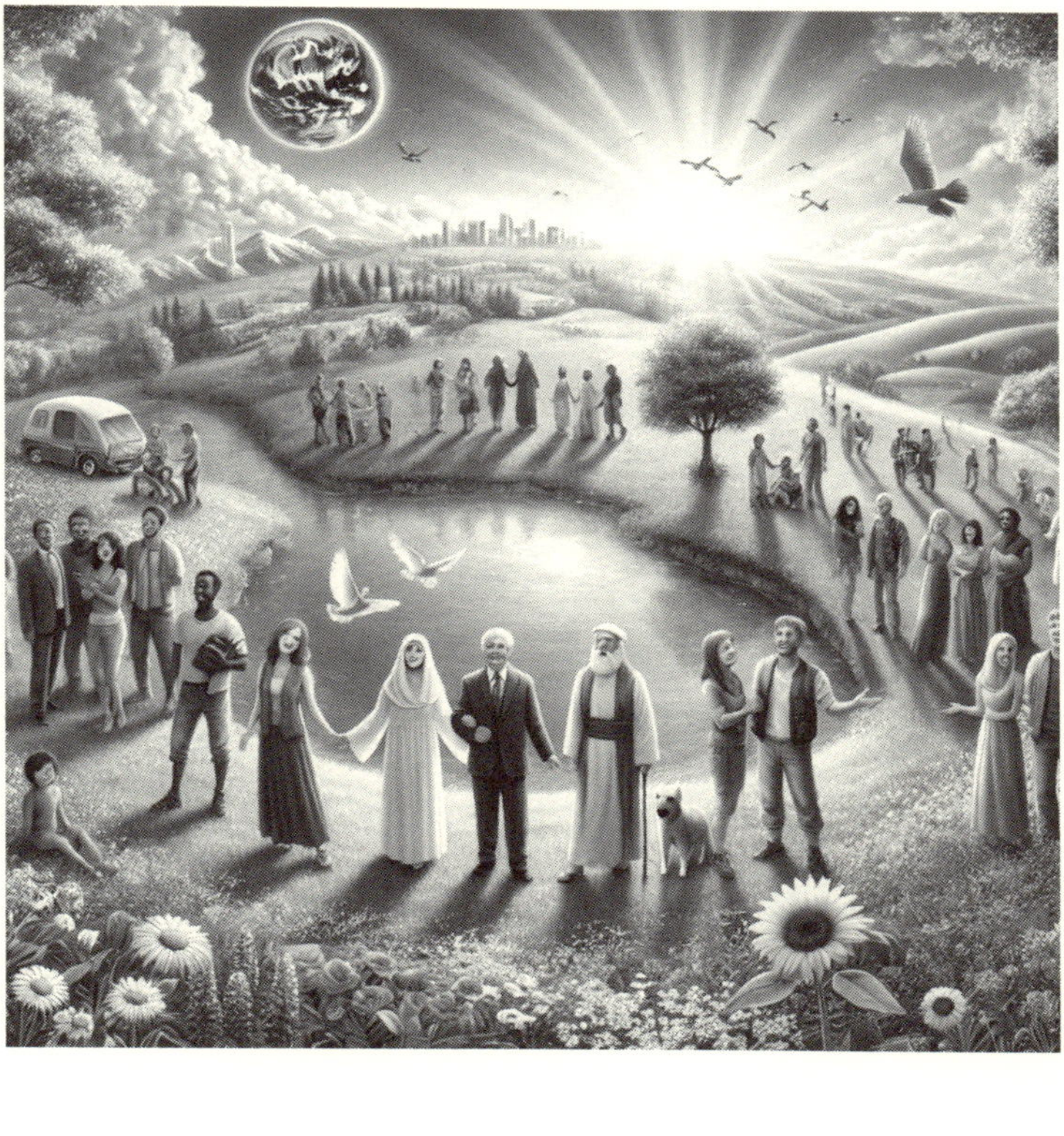

指のケガが教えてくれた「アルネ」のエネルギー

本年（2024年）3月初めごろ、診療所の壁に棚をつけるDIYをしていて、誤って右手の人差し指に太さ約0・3ミリの釘を1センチぐらい刺してしまった。すぐ抜いたが、大して出血もしないし、すぐに腫れてくるという兆候もなかったので、バンドエイドを貼って様子を見た。

ところが、2〜3日すると、いまだかつて見たことのない腫れぐあいを呈してきて、通常の指の2倍ぐらいに腫れて変形した。自分の指とは思えない異常な腫れ方だった。普通の人であれば、焦ってすぐ病院に行くだろうが、自分は整形外科医なので様子を見ることにした。

しかし、何日たっても腫れが引かない。しかも、異常な紫色になってきた。普通の人なら、指が腐ってしまうのではないかと焦るところだが、炎症を起こして膿《うみ》がたまっている感じではなかった。

交感神経異栄養症というものがある。身体の交感神経が過剰活動して、腫れと熱を持つ状態だ。私の指も、湿布して指包帯をしていたが、4カ月しても腫れが全く引かないし、さわると異常に痛い。

2022年3月から、私はチェロを始めた。女性の先生に出張個人レッスンを受けているが、釘を刺してからは弓を全く持てない状態が続いた。人差し指で弓を押さえないと弦をとらえられず、音が鳴らない。4カ月、チェロを弾けなかった。12月のライブショーで皆さんの前で披露するつもりだったので、かなり焦っていた。

今までこんなことはなかった。釘を刺したぐらいなら1~2週で治っていた。それぐらいの治癒力はあるのに、今回は何でこんなに治らないのかと葛藤した。

指の治りがあまりにも悪いので、これには意味があるのだろうということはわかっていた。宇宙から私に何か学ばせよう、気づかせようということが、この指を通して来ているのだと考えていた。

負傷した私の指は、「アルシオーネ」の大元エネルギーである「猿田彦大神」、それは、「シヴァ神」と同一体であり、その息子「ガネーシャ神」の折れた右牙を象徴していた。インドネシア・バリで「ガネーシャ神」を癒やすための私の右人差し指のケガであり、父親の「シヴァ神」つまり「猿田彦大神」つまり「アルシオーネ」の「アルネ」が、「アルシオーネ」の光で人類を照らすための痛みであった。

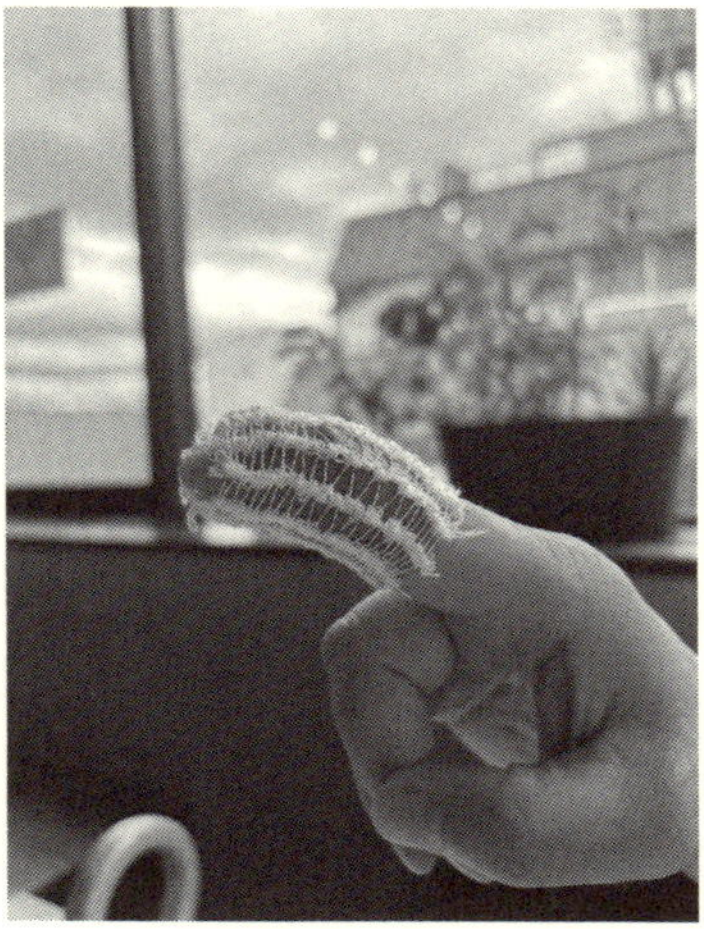

「アルシオーネ」とつながった

繰り返しになるが、今年（2024年）4月からエネルギーが変わるというのはわかっていたので、4月1日の夜、ベッドに入って、4月2日の早朝にゾーンに入って、高次元エネルギーをリーディングした。私は、大体半年に1回ぐらい定期的にゾーンに入る。早朝に宇宙の高次元とつながると、誰も知らないメッセージがシャワーのようにワーッと降りてくる。

それが本年4月2日に起こった。

この指のケガは一体何なのか、何を私に教えようとしているのかと問いかけて、宇宙に委ねた。そうすると、私の松果体が全開状態になって、プレアデス星団のスバルの「アルシオーネ」の意識エネルギー「アルネ」とつながった。

「アルシオーネ」は、私たち天の川銀河の中心太陽で、プレアデス星団にある一番明るい星である。我々太陽系の太陽の1000倍の明るさを持っている。そこの集合意識「アルネ」とつながって心地よい気分になって、脳がほぼ停止した。脳が動いていると、メッセージは入ってこない。

そういうゾーンに入った状態で、この指のケガの意味が一気にダウンロードされてきた。

ここでは、具体的に、その指のケガの意識を説明する。

それは「アルシオーネ」の光エネルギーである。

①破壊　②治癒　③再生　の3つを

私に体験させるためだった。

この「アルシオーネ」の光エネルギーを体感するた

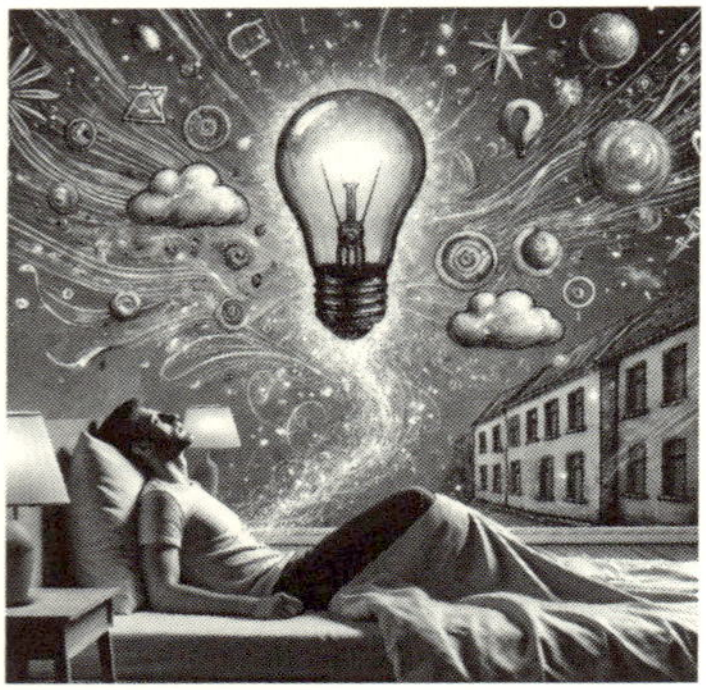

めに、この経験を持たされたのである。

本年（2024年）2月3日、三重県の椿大神社の主祭神である「猿田彦大神」を開いたときに、重要な情報が私のところに入ってきた。既に皆さんに伝えているが、「猿田彦大神」の大元のエネルギーは「アルシオーネ」出身である。

三十億年封印されていた「猿田彦大神」を私が開いたことで、「アルシオーネ」の光エネルギーは大麻の「カンナビノイド」エネルギーであることがわかった。「カンナビノイド」はXの形状光エネルギーである。

「アルシオーネ」由来の「カンナビノイド」の光エネルギーに対する三十億年間の封印を私が解い

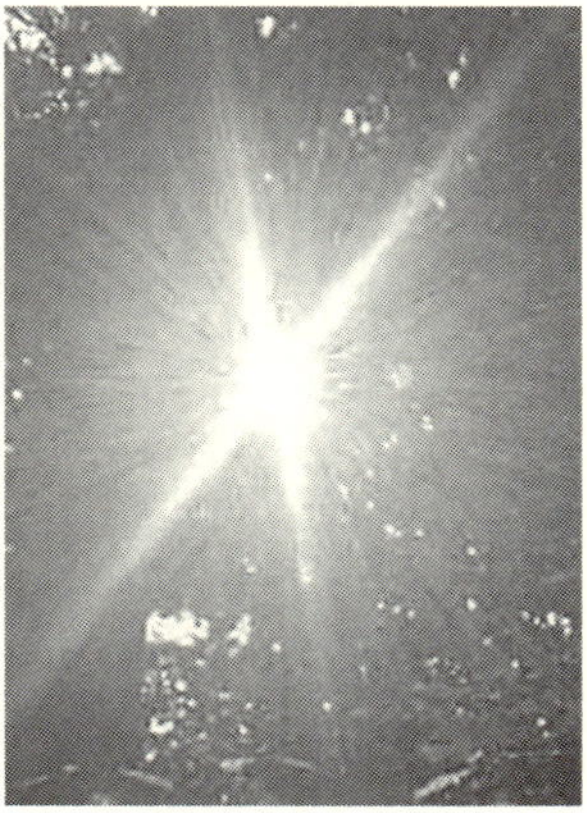

たのである。椿大神社のエネルギーセレモニーで「猿田彦大神」のエネルギーを開いたとき、空は雲っているのに、Xの光（アルシオーネ光）が出た。

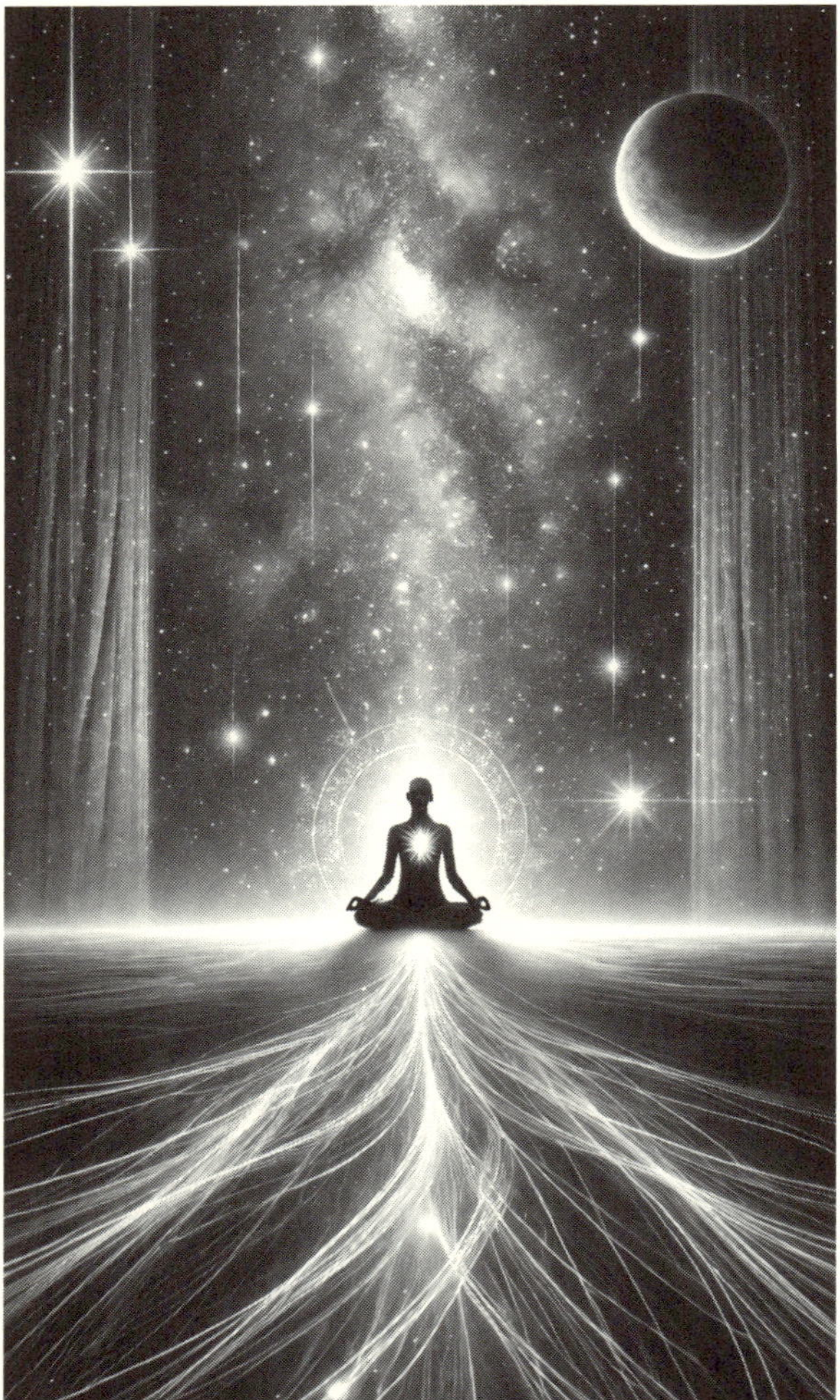

2024年4月4日
正午、アルシオーネの
エネルギーが
最大限になった

重要なので、繰り返すが、4月2日の早朝、2024年4月4日正午にすごいことが起こるというメッセージが私に降りてきた。

私以外の人類は、誰ひとり知らなかった。

4月4日正午にアルシオーネ（カンナビノイド）の高次元エネルギーが地球に最大限に降りてくる。それはすごいことであった。

最大限に降り注ぐアルシオーネの高次元エネルギーは、4月4日までに徐々に増えて、4月4日正午にバーンと頂点に達し、暫く続くことになった。

私は、その光を暫く通して、

①破壊（Destruction）

② 治癒と癒やし（Healing）
③ 再生（Regeneration）
この3つのDHR（Destruction, Healing, Regeneration）が、アルシオーネ光つまりカンナビノイドのエネルギーであることが、4月2日の早朝にわかった。

その3段階の変化は、私の右人差し指のケガの経過そのものであった。
まず、釘で刺して私の指の組織を破壊した。それで、交感神経が緊張して、腫れと熱と痛みを持った。指がパンパンに腫れて、変形した。4月4日正午あたりに治癒と癒やしが起き始め、釘を刺した穴から、毎日、膿と血液が出た。
その最終段階を経て、6月に入り、再生の段階になった。この時点で、3カ月を要していた。

この指の変化を、宇宙が私に意味を持って体験させたのだ。それがあったから、アルシオーネとつながることになった。

アルシオーネ光が地球に最大限に降りたのは2024年4月4日正午で、高次元カンナビノイドのエネルギーが地球に舞い降りた。地球人だけでなく、植物も、昆虫も、動物も、その恩恵を受けた。

細胞には、カンナビノイドのレセプターが存在する。これがないと幾らCBDを摂っても身体に受け入れられない。これは3次元の話である。

高次元でも、カンナビノイドのエネルギー体としてのTHC、CBDのレセプターがある。これは、私が世界で初めて述べている。

高次元エネルギーのTHC、CBDは目に見えない。これを含んでいるのがアルシオーネ光である。これを地球上の人類が浴びると、高次元レセプターを持っている人には高次元エネルギーが入る。このことが2024年4月4日正午に起きた。

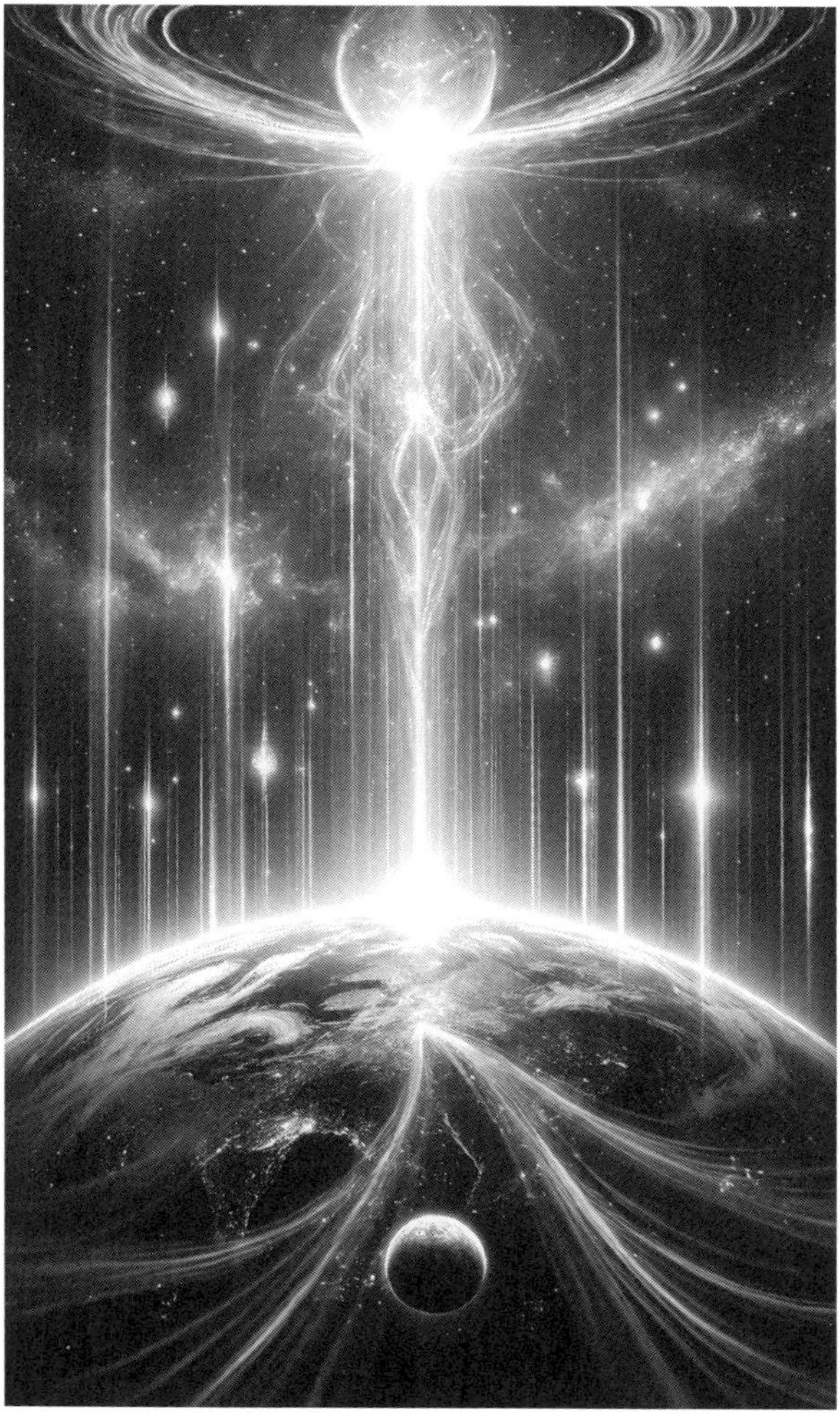

高次元レセプターを持っているのは、人類の1%

アルシオーネ光の高次元エネルギーが入ったのは、今のところ、人類の100分の1で、99％は何の恩恵も受けていない。

素粒子には、量子もつれという現象がある。関連する2つのエネルギーは常に関係性を保ち、片方が上がれば片方が落ちる。したがって、地球人類において、あるエネルギーが上がれば、他の大多数の人間は落ちる。一部の人間のエネルギーが上がれば、大多数の低いエネルギーの人類は落ちるのだ。

100分の1はどういう人かというと、まずは、私の教えをしっかり学んでいる人である。しかし、私の教えを学んでいる人の中にも、深く理解している人、そうでない人、とさまざまなグレードがある。

また、私の存在を知らず、私のエネルギーを学んでいなくても、宇宙に委ねる力の高い人は、100分の1に入ることができる。

1％の人のエネルギーはさらにグレードアップしているが、あとの99％の人には高次元の反応は起きにくい。

だからこそ、この3次元でカンナビノイド（CBD）を摂る必要があるのだ。

1％が99％をリードする。

100％のみんなで上がろうという社会は、

2024年4月4日で終わった。

しかし、99％の人にチャンスがないわけではない。

カンナビノイドのエネルギーを高めることによって、1％に入れるのだ。

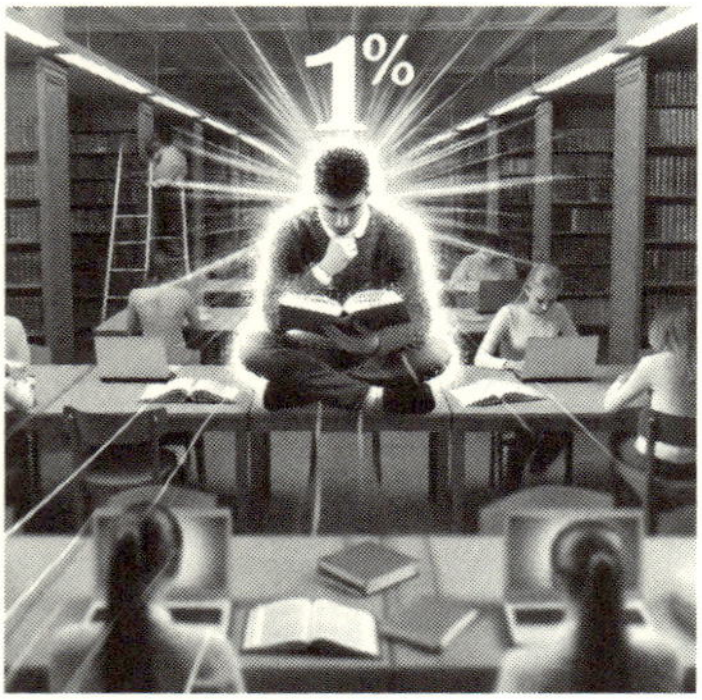

高次元の
THCとCBD

アルシオーネ光は高次元カンナビノイドのエネルギーで、ＣＢＤだけでなくＴＨＣも含んでいる。私の教えを学んでいる人、あるいは宇宙に委ねている人は、高次元のＴＨＣとＣＢＤのレセプターを持つことができるので、アルシオーネ光に反応して、高次元のＴＨＣとＣＢＤが活性化される。

その高次元エネルギーが３次元に降りてきて、体内ＣＢＤが活性化する。

さらに、量子もつれで、ＣＢＤが上がれば体内ＴＨＣも自然に上がる。そのように、人類は覚醒していく。

このように、既に述べたように、ＣＢＤ活性化の効果として、神経系の覚醒、免疫系の覚醒、エネルギー産生の覚醒と、病気しなくなる、死ななくなる、そして水晶化する。

ぜひ、それを目指して、ＣＢＤを摂取することをお薦めする。

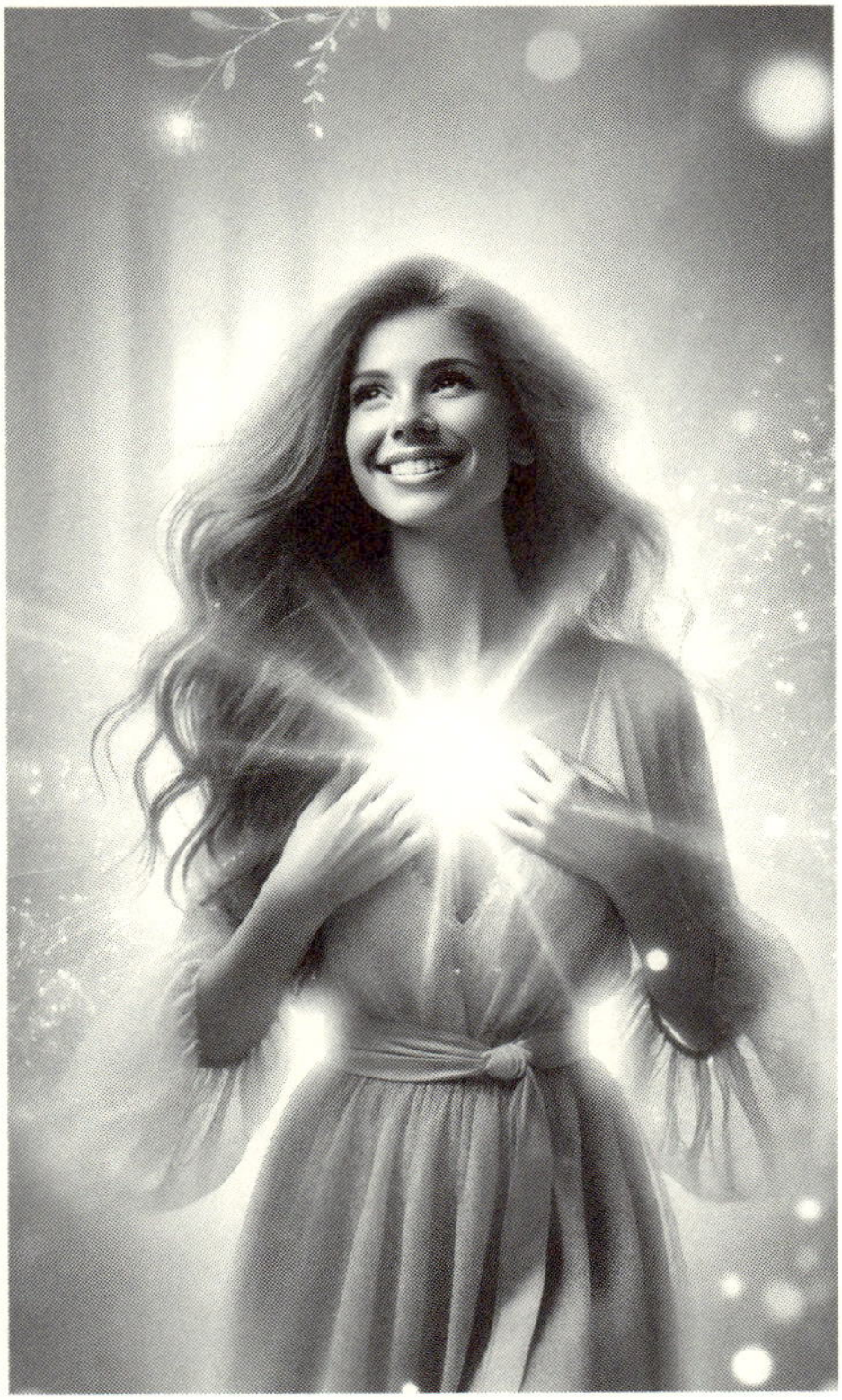

ツバメの巣が持つ秘密

アルシオーネ光が最大級に舞い降りた2024年4月4日正午のまさにそのとき、私がこれから世に拡めようとしている大麻由来のCBDオイルに関する最終段階のミーティングを、その製品を扱う白姫ラボの社長としていた。そのときに、いろいろなことがわかった。

今、CBDオイルは複数社から出ているが、白姫ラボのCBDオイルはクオリティがとても高いということである。

当社では、ツバメの巣を粉にしてエキスを抽出して、オイルに入れている。他社にはない、白姫ラボだけの成分だ。これが、カンナビノイドのレセプターになるという。ハトの巣やカラスの巣ではダメで、ツバメの巣でなければならないという話だった。

それで私はピッと感じた。

私は、自著『地球の生きもの高次元ＤＮＡｗａｖｅ』（ヒカルランド）で、宇宙のいろいろな星にコンタクトして、その星と関連する生きもの（動物や昆虫など）が何なのかをリーディングして、本に紹介した。

今回、アルシオーネ星のエネルギーをリーディングすると、関連する動物はツバメだった。

それを知り、ツバメの巣がカンナビノイドのレセプターになるということに納得した。

プレアデス星団を、昔の人は「スバル」と呼んでいた。

中島みゆきの曲「地上の星」の歌詞に驚いた。

「すばる」

「ヴィーナス」

「つばめ」

という単語が歌詞に入っている。

アルシオーネ星は天の川銀河にあり、ヴィーナスは金星（ヴィーナス）で太陽系であるが、アルシオーネと金星は、私の高次元リーディングでは、きょうだい星である。中島みゆきは、アルシオーネとすごくつながっているらしい。スバル、アルシオーネ、ヴィーナス、ツバメ、全部がつながった。

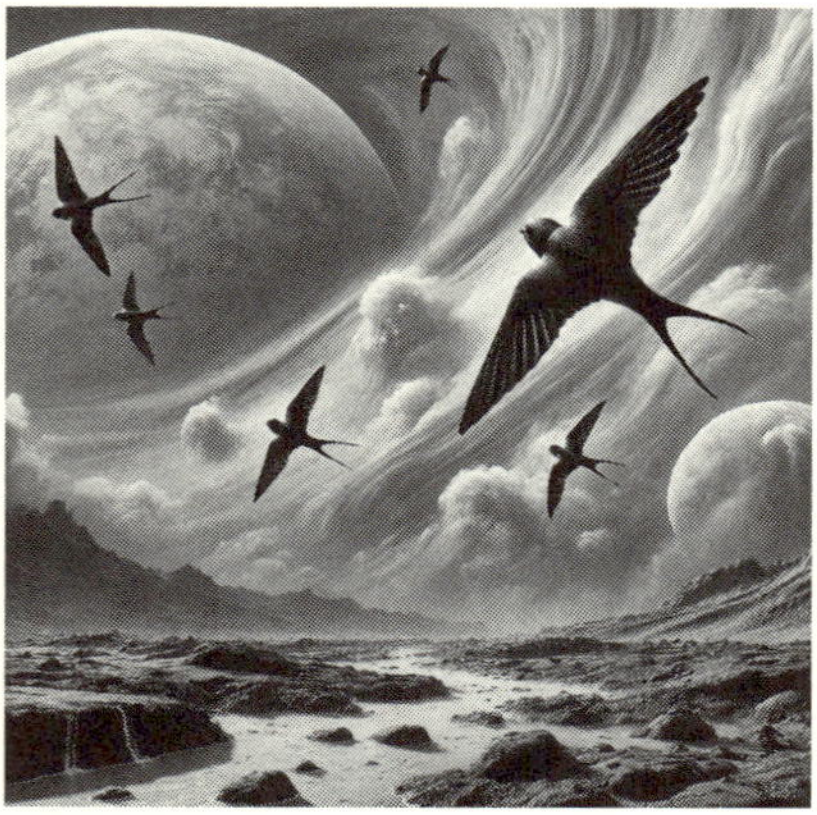

2024年4月4日正午まで、ドジャースの大谷は、開幕戦から9試合、ホームランが打てなかった。正午にアルシオーネ光を浴びて、高次元カンナビノイドが大覚醒し、体内のTHCがフル回転して、その1時間後に2試合連続でホームランを打った。このタイミングだ。これには抜群の鎮痛効果がある。

私が紹介するCBDオイルは、新製品となりCBNが加わった。CBNは、鎮痛効果に優れたカンナビノイドの一種で、さらにバージョンアップした。

カンナビノイド度が高い植物とは

私のリーディングでは、大麻中のカンナビノイド度を100%とすると、ツバキは80%、シラカバは50%、サクラは40%であり、これらが、カンナビノイド度の高い植物だ。多くの植物は、カンナビノイド度が低い。

これまで、人間は、サクラを見て、「ああ、きれい」と楽しむだけで、サクラのカンナビノイドの恩恵に触れてこなかった。

本年（2024年）4月6日、私は、長野で講演会を行った。長野県の県木である「シラカバ」をテーマにした内容であった。私は、シラカバの妖精を「シラカバーナ」と名づけた。

講演会の前に、シラカバの木のエネルギーと交流して情報をダウンロードすると、レムリア文明の精霊たちがシラカバになったことがわかった。

レムリア文明が消えたのは、レムリアの精霊たちがあまりにも優し過ぎたためである。

強さがなかった。強さがないと地球で生存できないのである。

アルシオーネの「アルネ」は、シラカバにカンナビノイドを与えた。

そのように、レムリアの精霊とカンナビノイドが一緒になったのが、シラカバという木である。そのスピリットはレムリアの精霊、その細胞はカンナビノイドエネルギーで成り立っている。

そのように、優しさと強さが融合しているので、シラカバの木は美しい。正反対のものが融合することの大切さを教えている。

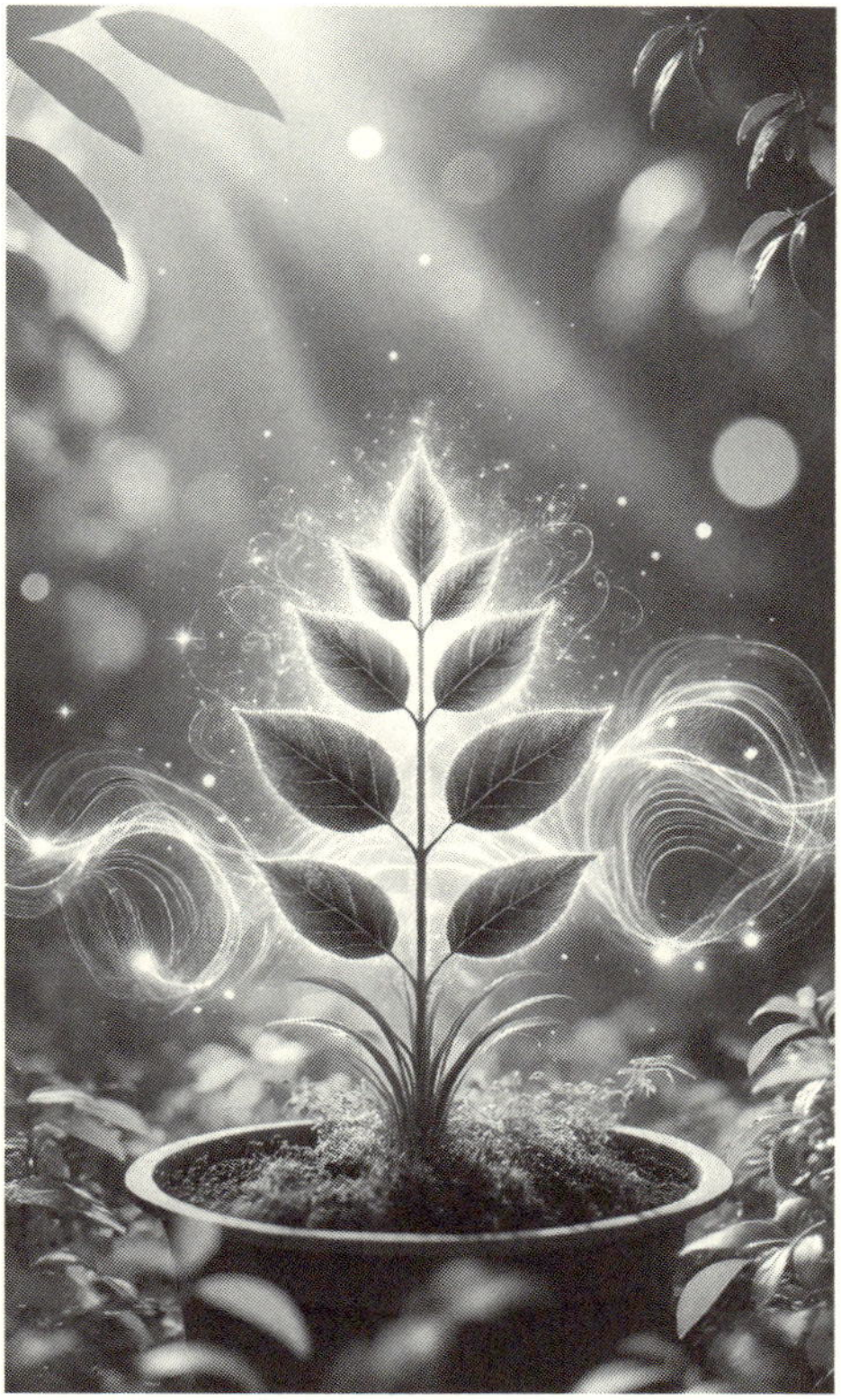

第四章

レムリアぼけを卒業しよう

レムリアぼけ

今、地球では、レムリアぼけしている人が多い。特に日本では多い。1~2年前までは、私もレムリア文明の力を上げたいと思って活動してきた。

でも、この1~2年は、ギリシャ・サントリーニ島のアトランティス文明の遺跡でそのエネルギーを開いて、アトランティス文明の力を上げてきた。なぜならば、地球が、レムリアエネルギーが上がりすぎてしまい、不安定で弱くなってしまったからだ。

昭和、平成の時代はアトランティスが強くなり過ぎたので、令和になったころから、特に日本人は、レムリアのエネルギーを欲しがるようになった。

令和に入って、一気にレムリア・ブームが起きた。私の予想を超えるぐらいのブームであった。

私は、平成のころ、レムリアのエネルギーを開かないといけないと感じていて、

『シリウス超医学』(ヒカルランド)、『シリウス旅行記』(ヴォイス)など、レムリア文明の大元であるシリウス星の世界をずっと世に発信してきた。

私ドクタードルフィンは、シリウス星Bからイルカとして地球のレムリア文明に来て、レムリア文明の女王として最期を遂げた。だから、レムリアの寂しさとか悔しさとか怒りを、私は一番知っている。

レムリアの最期のエネルギーを一番背負っているわけだ。

2018年に西表島でエネルギー開きのリトリートを行い、そこで、レムリアの女王のスピリットを癒やし、レムリアの封印を解いた。

レムリアエネルギーを開くセレモニーを私が行うと、その瞬間、川の水面がピンクゴールドに光った。

私が行くところの海で、水面がピンクゴールドに光った。フェイスブックに動画を上げてある。このとき、レムリアの女王が眠りから覚めたのである。私が、西表島でレムリアの女王の封印を解いてから、日本がレムリア・ブームになった。

あまり知られていないが、レムリアの封印を解いたのは、私だ。
それから、みんながライアーを弾き出し、ピンクのほら貝を吹き出した。

高次元世界でのブームは、すべて私が関与している。松果体ブームを切り開いたのも、私だ。しばらく見守っていたが、令和になり数年たったころから、「レムリアぼけ」になってきた。

数十万年前、レムリア文明がどうして沈んだのか。その当時も、「レムリアぼけ」したからだ。愛と調和で、みんな傷つけ合わないで、優しくし合って、自分を失い、自分以外のために生きるようになってしまった。

最初は、レムリア文明にはシリウス星の教えが入っていて、個があり、その個と個が融合していたが、「レムリアぼけ」して、最後は個が消失していった。アトランティス文明がレムリア文明を潰すために、自分を主張するとよくない、自分を殺して人の言うことを聞き、みんなと仲よくすべきだという概念が入ってしまったからなのだ。

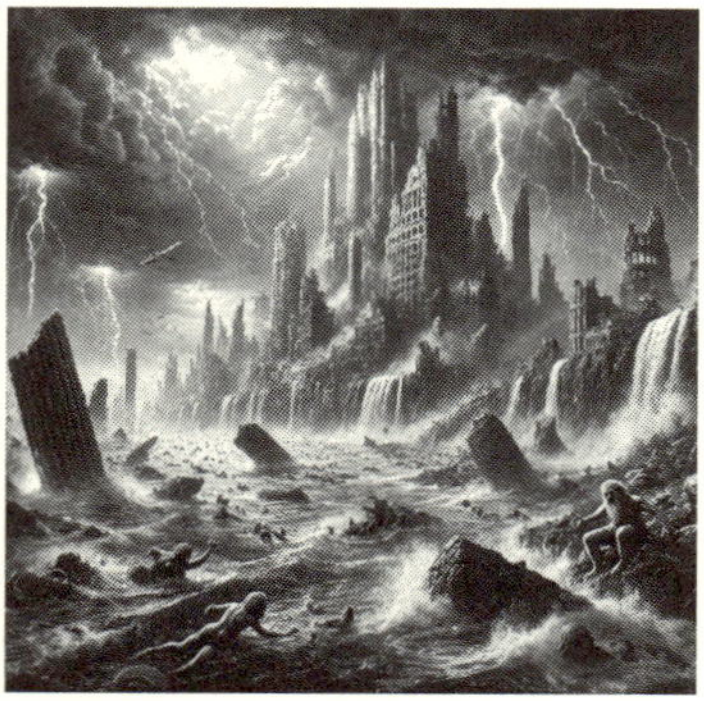

霊性レムリアと
物性レムリア

レムリア文明には、霊性レムリアと物性レムリアがある。

数千万年~数十万年前にあったのが霊性レムリアで、身体を持たない、光の生命体であった。そのときは個が独立していた。エゴでなく、好きなことをやっていて、みんなが融合していた。

個の独立と融合である。

古代レムリアでは、シリウス星文明の教えが成り立っていた。個の独立と融合は、シリウスの愛と調和を土台にしていた。でも、その後の物性レムリアになって崩れた。身体を持った時点で、プレアデス星文明のエネルギーが少し入ってきた。

個の喪失と統合である。

自分たちで寄り合う融合（fusion）はレムリア、外の力でまとめられる統合（integration）はプレアデスだ。自主性の有無の違いは相当大きい。物性レムリアになって身体を持つと、自分が、自分が、というエゴが出て、個が喪失された。自分が出ると個が強化されると考える人がいるが、実は逆だ。他人との比較をせずに、自分が本当にやりたいことをやるのが、本当の個の強化だ。

個の喪失＝エゴであり、個をなくすにつれエゴが出てくる。人と比較して、世間体を気にすると出てくるのが、エゴだ。人より良くありたい、人より上を行きたいということで、個がない。これは、宇宙の本質である。

物性レムリア文明では、「レムリアぼけ」してしまって、人と比べて、自分だけおいしい思いをしようという人たちが出てきた。そこにつけ込んだのがプレアデス星由来のアトランティス文明であった。

プレアデス星文明は、当初、アルシオーネのエネルギーを用いて力強さを与えて、中立にしようとしたが、失敗したのである。プレアデスの遺志を継いだアトランティス文明の人間が、力強さを与えようというプレアデス星文明の思いを無視して、間違った方向に動いてしまった。エジプト文明のファラオのように、権力に走り出したのである。

最後のレムリア女王

エゴから生じる妬《ねた》みや嫉妬《しっと》が、物質レムリアを滅ぼした原因である。それが、最期のレムリア女王である私を沈ませたのだ。私のパラレル過去生であるレムリア女王は、人々の信頼を得てレムリアを治めていたが、一部の人間が、エゴで「自分が、自分が」とやり出した。栄華を極めた連中のエゴが、レムリアを沈めさせた。

レムリア女王は文明を守りたかったけれども、一旦ここで幕引きしないと、人類がダメになる。全滅する前に沈めることを選んだ。

それを、物理学者の保江《やすえ》（邦夫）先生は覚えていた。彼は、レムリア女王の第1の付き人をしていて、レムリアが沈むときに、「女王、沈んではいけません」と、女王の手をとって金星に連れていってくれたのである。

私と保江先生の対談を収めた共著『ＵＦＯエネルギーとＮＥＯチルドレンと高次元存在が教える〜地球では誰も知らないこと〜』（明窓出版）に、そのことが書いてある。そのように、レムリア女王であった私は、金星に救われて、再起を狙っていた。

私は、１０００万年前にイルカでシリウス星Ｂから霊性レムリア時代の地球に入って、人間への転生を経て、物性レムリア時代になって、10万年前に女王として沈んで、その後に金星に行って、地球で再起するのを待っていた。

タイミングを見て地球に戻ってきたのが、縄文時代の日本であり、１９６６年9月4日、私が今生を始めた日である。

私は、１９６６年9月4日の夜に生まれたが、超未熟児で余命10日と言われた。家族はみんな諦めて、どうせ死ぬのだから、一番簡単な漢字の「正」と名付けられた。

これは悲しい話だが、美しい話でもある。親はこの話を黙っていたが、私が20歳ぐらいのときに祖母から聞かされた。

しかし、今は、余命10日と言われた私は、自分の使命を受け入れることを決めたから、今生で生き返ったのだとわかっている。シリウス星からレムリアの女王を経て、金星に行っていた魂が、縄文時代を経て、１９６６年9月4日、私のＤＮＡに入ったのだ。

私は、レムリアの女王の過去を通して、「レムリアぼけ」してダメになった真実を知っている。その繰り返しをやってはいけない。

再び、「レムリアぼけ」の時代になってしまった。

世の中では、レムリア回帰、レムリアは美しい、すばらしい、愛と調和、と盛り上がった。ほどほどにしておけばいいが、ほどほどを通り越すと、物性レムリアが沈んだときの現象がまた繰り返される。

それは、平和ぼけだ。気づかないと、世界は滅びてしまう。

人類が進化を体験するために、宇宙は、地球をつくったのだ。進化する方向に向かっているときは、地球を生かすけれども、退化する方向に向かった途端、地球を潰そうとする。2023年12月31日まで、人類は退化に向かっていた。この流れのままで行ったら、レムリア文明が沈んだように、また、今の地球が沈んでいた。

リセットされるところに来ていた。2024年から、私ドクタードルフィンの時代になり、2024年、特に4月4日正午に、ついに「レムリアぼけ」から地球を書きかえると設定された。

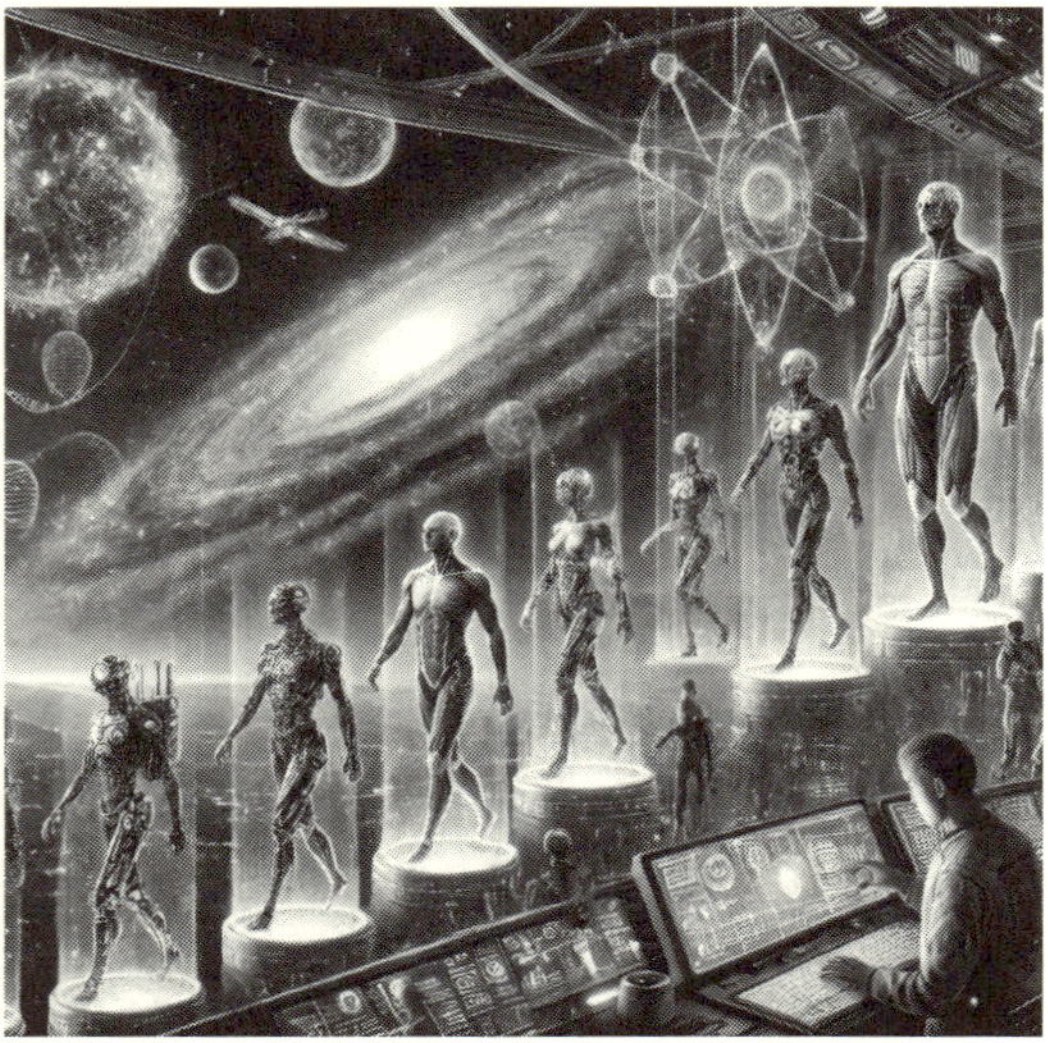

アルシオーネ光で
地球を救う

１９６６年9月4日に、シリウス星、レムリア文明、金星、経由の魂が私の身体（松果体）に入ったときに、２０２４年4月4日正午からエネルギーが切りかわると設定されていた。「レムリアぼけ」がこのまま行くと、２０２５年7月初めには沈んでいた。それを救ったのは、私ドクタードルフィンである。私が地球に存在している意味だ。

これには、アルシオーネ光の力を借りるしかなかった。このことは、私がレムリアの女王をやっているときからわかっていた。あのとき、アルシオーネ光を受け入れなかったことを後悔している。レムリアの女王として沈みながら、アルシオーネ光を受け入れなかった自分を責めていた。

だから、二度と失敗は繰り返さない。

あのとき、なぜアルシオーネ光を拒否したかというと、全面的にシリウスに頼り過ぎていた。プレアデスは逆のエネルギーだったから抵抗した。でも、私は、そこから、逆のエネルギーが必要だったということを学んだ。

レムリア大陸とともに沈むとき、仲間を助けられなかったという苦しみ、後悔、罪悪感で泣いた。今生は、そのときの想いをやり直しに来ている。私の後悔は、地球人の後悔のレベルを飛び越えている。

あのときはわからなかった。

シリウス星文明にすがっていれば救われると思っていた。

最近、反転宇宙と交流することに成功した。反転宇宙を入れないといけなかった。私しかコンタクトできなかった。自分の過去生では、恐ろしくて行けなかった。シリウスからプレアデスに行けなかったと同様に、本宇宙から反転宇宙に行けなかった。

最近まで、世界は「レムリアぼけ」してきた。あのときの繰り返しになることは、2024年に入ってからすごく感じていた。2月3日に椿大神社で猿田彦大神を開き、私はアルシオーネ光を降ろす準備を整えた。アルシオーネ光を取り入れなければというレムリア女王の魂の叫びが蘇ってきて、「あのときの私は愚か者でした。今度こそ、アルシオーネ光を降り注いでください。お願いします」という祈りを捧げた。すると、アルシオーネとつながって、破壊、治癒と癒やし、再生というアルシオーネのエネルギーを感じた。

レムリアが沈んだときに、これが必要だったんだと全部わかった。

今の世界は、1回壊さないといけない。力強さがないと壊せない。「レムリアぼけ」の中では、今の世界を守ったまま、みんなが上がろうとしていた。新しく開いたアトランティスエネルギーは、要らないものは潰して、必要なものだけ上げる。あのとき、私は、女王としてみんなを救いたかったから、それは受け入れられなかった。しかし、それではみんなを救えないと学んだ。

アルシオーネ光は、全員を救えない。準備のできた者だけ救われて上がる。

確かに、一部しか救えないが、アルシオーネ光エネルギーにつながると、実は、一部を救うことで最終的に全部を上げられることがわかった。それを私は、今やっている。

落ちる人間は落ちるけれども、学んで上がってくることができる。みんなを救おうと思うところに、破綻《はたん》が生じるのである。

救ってはいけない人間もいる。

意識次元の低い人間が上がったら、宇宙に貢献せず、上がるべき人の邪魔になる。だから、その差を明確にしないといけない。本当に準備できた人を引き上げる。あとの人は、もっと学びの体験をする。そこから上がってくる。そこで、アルシオーネ光が救うということだ。

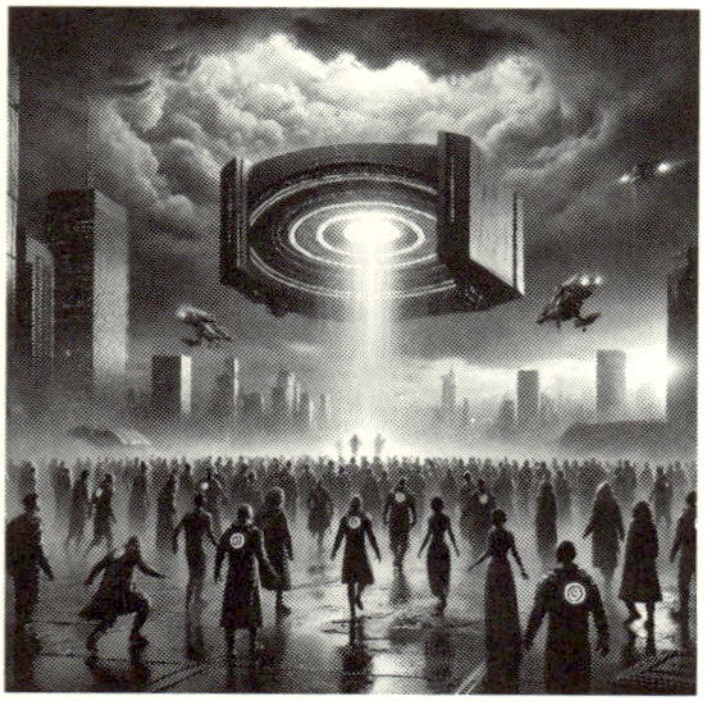

レムリア信者に告げる

いよいよ、プレアデス星団のスバルである「アルシオーネ」の光の時代に入った。残酷に聞こえるかもしれないが、「レムリアぼけ」している「レムリア信者」は破壊されてしまう。

未だに、世の中では、みんなでレムリアの愛と調和の世界にしようという流れがある。彼らの頭の中では、みんなで一緒に上がれると考えている。彼らは、自分だけ上がるのをよしとしない。一緒に上がらないと、自分の存在価値がないと思っている。自分だけ上がってしまったら自分は悪者だとしている。みんなと一緒に上がることが自分の存在価値であり、善であると思い込んでいる。

それが、「レムリア信者」だ。

これは、「レムリアぼけ」している人間に対する忠告で、私がレムリア女王だったから言えることだ。アルシオーネ光が、2024年4月4日正午に最大限に舞い降りた。今も降り注いでいる。だから、準備のできている者は上がるけれども、あとは落ちてしまう。それをあなたは受け入れられるか。みんなが落ちるとき、「世の中が悪いから」と言うのは、「レムリア信者」だ。そこを、みんながわかっていないと、レムリアが沈没したときの二の舞いになってしまう。

アルシオーネ光が降り注いで、1%の人は上がる。それが3%になればレムリア沈没を何とか救える。30%まで行けば、世界がクルッとひっくり返る。

今のままでは、99%の人間は落ちてしまう。

一度落ちたとしても、カンナビノイド（CBD）エネルギーを上げてほしい。この本を読んで、何とか上昇組に食い込んでほしい。

そのために、カンナビノイドを活性化させるのだ。私の動画でも言っているように、CBDを摂るのだ。

私が「レムリア信者」の人たちを救わないと、レムリア女王として、みんなを救えずに一緒に沈んだ私の魂が救われない。私の苦しみがまた生まれてしまう。今回は、私自身も救わなければいけない。逃げてもいいのだが、やり直しにわざわざまた地球に来ている。私は歴史を背負っている。

私は、アルシオーネの「アルネ」そのもの。

私がこういうことを言うのは、シリウス星Bの出身ということもあるが、プレアデス星団のアルシオーネの猿田彦大神の大元そのもの、アルシオーネの「アルネ」そのもの、だからだ。

このように、私は、シリウスとプレアデスの両方のエネルギーを持っているからだ。

最近知ったのは、シリウス星Bよりむしろプレアデス星団スバルのアルシオーネのほうが強い。半年前、私は、非常に有名な占い師に見てもらって、「あなたはスバルそのもの」と言われた。

そのときは意味がわからなかったが、アルシオーネのエネルギーが降りたときに、

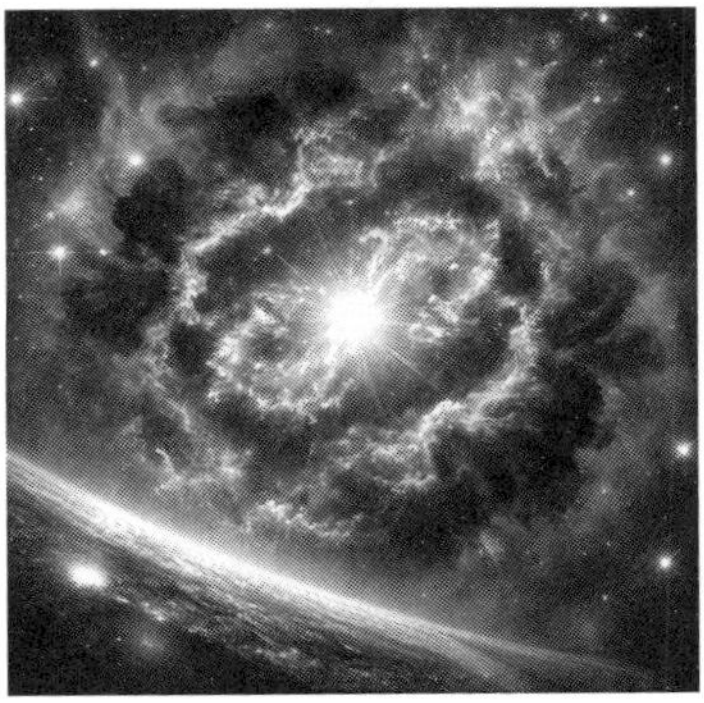

自分はスバルのアルシオーネ（アルネ）だとわかった。

アルシオーネの力強いエネルギーがあるから、宇宙を書きかえられるのだ。

ネガティブ、ポジティブ4951

本書を執筆している今この瞬間に、私の大元88次元から叡智が舞い降りてきた。私には、絶妙のタイミングで情報が降りてくるのだ。

今までは、「ポジティブ51、ネガティブ49が一番良い」とされてきた。

私も、スクールや講演会、動画などで、「ポジティブ51、ネガティブ49」が一番良いと教えてきたが、２０２４年４月12日17時25分に、地球を含む宇宙は、「ネガティブ51、ポジティブ49」に切りかわった。

まさに今の瞬間に、「力強いエネルギー51、優しさ49」、「壊すが51、つくるが49」の時代に入った。「悪51、善49」と言ってもよい。

この意味は、今まで地球人が悪と思っていたことが重要になるということだ。

宇宙の高次元には善悪がない。

地球人が脳で感じてきた悪が、51になった。

今までは、「レムリア51、アトランティス49」だったが、「アトランティス51、レムリア49」の時代にひっくり返った。この情報には、私も驚いている。

だから、「レムリアぼけ」した「レムリア信者」は、アトランティスであるアルシオーネエネルギーを入れないといけない。これが最高の宇宙のバランスになった。今まで悪いと思っていたことを、ちょっと上に持っていくという革命だ。世紀の瞬間である。

「レムリア信者」のリーダーたちは、世界を変えることができる、と思い込んでいるが、そうではなくなった。

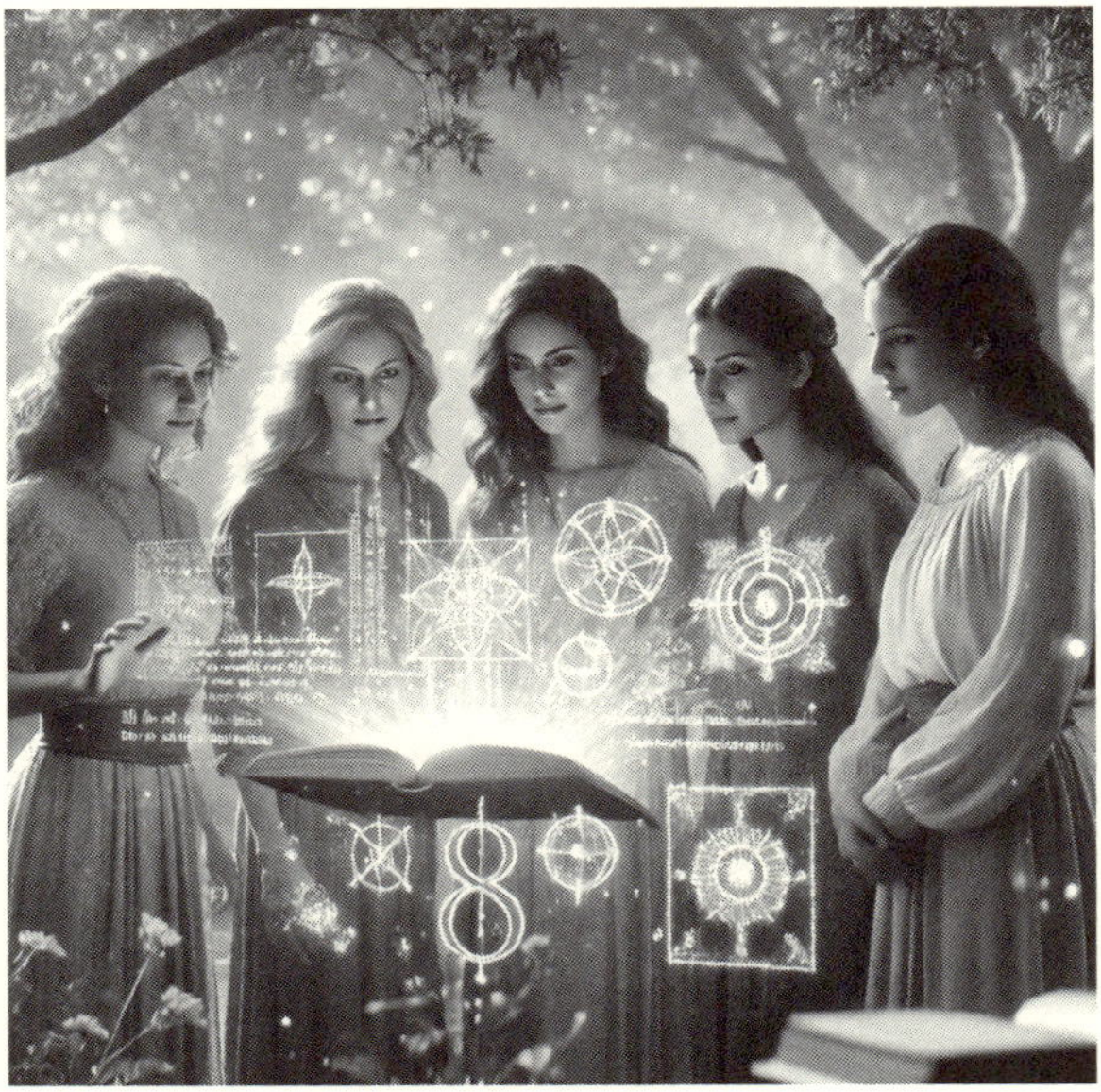

スバルの帝王
ドクタードルフィン

プレアデス星団スバルの帝王ドクタードルフィンが、「レムリアぼけ」したレムリア信者たちに告げる。

いろんなことを本当にわかっていないと、私はみんなをリードできない。そんなに甘いものではない。

本当の私ドクタードルフィンを誰も知らない。それは、まだ、みんながわかるタイミングではないからだ。私は、バランスをとるために、今生では、好きなことをしている。本当の私を知らない人には理解できない。

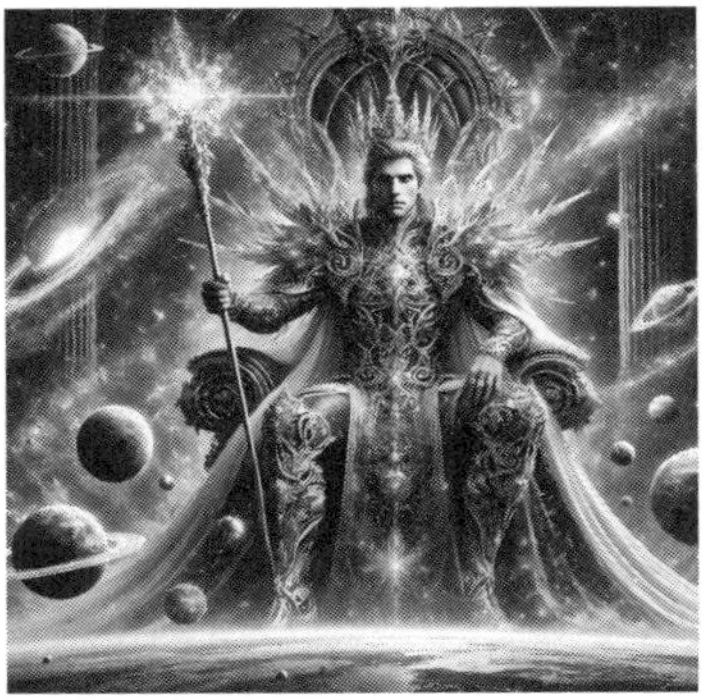

水晶（珪素）化とは

私が2017年に世に出した自著『水晶（珪素）化する地球人の秘密』（ヒカルランド）は、かなりブレークした。水晶化することがなぜ大事か。水晶は無色透明で、パワーストーンの中でも万能で、次元エネルギーの最も高い石である。色がつくと個性が出て、万能でなくなる。水晶は無色透明だからエネルギー的に万能なのだ。水晶は珪素（SiO^2）の塊で、99・9％以上は珪素である。これは、松果体の成分でもある。松果体の主要成分も珪素である。水晶と松果体は同じ成分なので共鳴している。水晶を頭の中に持っていると考えるとよい。

では、水晶とは何か。超高次元の宇宙とつながる媒体である。

珪素原子は、原子番号14。核があり、電子殻に内側から2、8、4、全部で14個の電子がある。この電子殻の間の空間にブラックホールを持つ。宇宙のあらゆる原子の中で、ブラックホールを持つのは唯一、珪素だけだ。

約10年前に、宇宙人が人間の患者のふりをして、診療所にあらわれた。問診票に症状とか何も書いていなかった。

問診室では、「先生に大事なことを伝えるために来た。珪素原子は、宇宙で唯一、中にブラックホールを持ちます」と言った。

この情報だけで、宇宙ノーベル賞を取れるだろう。地球のノーベル賞は、それをデータで証明しなければいけないが、ブラックホールを持つことは真実のようだ。

この真実は、『水晶（珪素）化する地球人の秘密』で初めて公に発表した。細胞の核の中に、二重らせんでなくて、十二重らせんがあると述べた。目に見えないエネルギーらせんがあって、いつ、どこで、何を、どのように体験するかという情報を持つ。

細胞全体は炭素（C）でできている。炭素は原子番号6、珪素は14で、差が8だ。

炭素は、電子を8個得ると珪素になる。

マカバスターは、頂点が4つの正四面体が上下に2つ重なった神聖幾何学体で、頂点は8つある。私の高次元リーディングでは、ブラックホールはマカバスターの形状をしている。このことも、『水晶（珪素）化する地球人の秘密』で発表している。

珪素原子があって、ブラックホールのマカバスターに、電子が8個ある。炭素がブラックホールに触れると、電子8個をプラスして電子14個の珪素になる。これが、珪素化するということだ。

水晶（珪素）化するには

ＣＢＤを摂ると、炭素が珪素のブラックホールに触れやすくなる。

まず第1に、珪素を摂って、ブラックホールをどんどん強化する。

第2に、マコモ菌を摂って、エネルギーを中立化させる。

第3に、ＣＢＤを摂って、珪素のブラックホールに、炭素を誘導する。

これで水晶化する。珪素化すると何が起こるかというと、食べなくてよい、眠らなくてよい、病気にならない、死なない方向に向かっていく。

おわりに

人類が、進化して超覚醒するには、「破壊」→「治癒・癒やし」→「創造」という過程を必要とする。

そのプロセスを強力にサポートするのが、大麻由来の合法成分ＣＢＤ（カンナビノイド）の摂取である。

ＣＢＤ摂取による「破壊」ステージは、アトランティス文明の大元であるプレアデス星団のアルシオーネ星エネルギーにより強化されるため、この本では、レムリア文明とは異なるアトランティスエネルギーの重要性を説いた。

読者のみなさんには、ぜひ、怖がらずに、古い自分を壊してほしい。そして、癒やされて、新しい自分になってほしい、と思う。

88次元 Fa-A ドクタードルフィン
松久 正（まつひさ ただし）

鎌倉ドクタードルフィン診療所院長。

医師（慶應義塾大学医学部 1992卒）、米国公認 Doctor of Chiropractic（Palmer College of Chiropractic 2005卒）。

地元の三重大学医学部整形外科入局、大学病院／市中病院にて、手術／外来／遺伝子研究を経て、2000－2008年、カイロプラクティック留学にて渡米。

帰国後、2009年、鎌倉に診療所を開院。超次元・超時空間松果体覚醒医学（SD-PAM）／超次元・超時空間DNAオペレーション医学（SD-DOM）の対面・遠隔診療。

現在、松果体活性化とDNAバージョンアップを実現させる、今までの世界に存在しない新しい医学（NEO Medicine）を世に発信する。

神や宇宙存在を超越する次元エネルギーを有し、予言された救世主としての使命である「人類と地球の次元上昇」の実現のため、国内・海外にて、神・高次元存在・パワースポットなどのエネルギー開きを執り行っている。

診療の他、講演会／スクール／サロン／無料YouTube／無料メルマガ／国内・海外エネルギーリトリートなどを、積極的に展開。

著書多数（80冊以上）／2024年10月時点

ドクタードルフィン公式ホームページ
https://drdolphin.jp

Cannabis Cannabinoids and Human Crystallization

大麻カンナビノイドと人類水晶化

病気にならない&死なない地球人

第一刷　2024年11月30日

著者　松久 正

発行人　石井健資

発行所　株式会社ヒカルランド

〒162-0821 東京都新宿区津久戸町3-11 TH1ビル6F

電話 03-6265-0852　ファックス 03-6265-0853

http://www.hikaruland.co.jp　info@hikaruland.co.jp

振替　00180-8-496587

本文・カバー・製本　中央精版印刷株式会社

DTP　株式会社キャップス

編集担当　ソーネル

ISBN978-4-86742-418-6

不思議・健康・スピリチュアルファン必読！
ヒカルランドパークメールマガジン会員とは⁇

ヒカルランドパークでは無料のメールマガジンで皆さまにワクワク☆ドキドキの最新情報をお伝えしております！　キャンセル待ち必須の大人気セミナーの先行告知／メルマガ会員だけの無料セミナーのご案内／ここだけの書籍・グッズの裏話トークなど、お得な内容たっぷり。下記のページから簡単にご登録できますので、ぜひご利用ください！

◀ヒカルランドパークメールマガジンの
登録はこちらから

ヒカルランドの新次元の雑誌「ハピハピ Hi-Ringo」
読者さま募集中！

ヒカルランドパークの超お役立ちアイテムと、「Hi-Ringo」の量子的オリジナル商品情報が合体！　まさに“他では見られない”ここだけのアイテムや、スピリチュアル・健康情報満載の１冊にリニューアルしました。なんと雑誌自体に「量子加工」を施す前代未聞のおまけ付き☆持っているだけで心身が“ととのう”声が寄せられています。巻末には、ヒカルランドの最新書籍がわかる「ブックカタログ」も付いて、とっても充実した内容に進化しました。ご希望の方に無料でお届けしますので、ヒカルランドパークまでお申し込みください。

量子加工済み♪

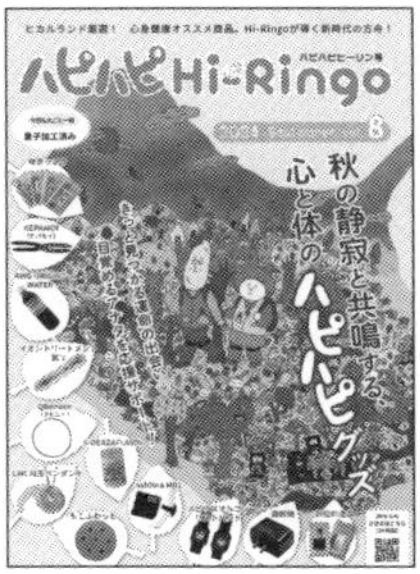

Vol.8 発行中！

ヒカルランドパーク
メールマガジン＆ハピハピ Hi-Ringo お問い合わせ先

- お電話：03 - 6265 - 0852
- FAX：03 - 6265 - 0853
- e-mail：info@hikarulandpark.jp

・メルマガご希望の方：お名前・メールアドレスをお知らせください。
・ハピハピ Hi-Ringo ご希望の方：お名前・ご住所・お電話番号をお知らせください。

ドクタードルフィンシールにより CBD 活性化が 100 万倍に増幅

（ドクタードルフィンの高次元エネルギーリーディング）

Neo アルシオーネの光 CBDクリームプレジャー

アルシオーネ光エネルギーを**ドルフィン先生が共鳴させたシールで効果をブースト**させた白姫ＣＢＤクリーム特別仕様の商品（ドクタードルフィンのアルシオーネシール付き）です。

白姫 CBD クリーム：代表的なカンナビノイドである THC（違法）と CBD（合法）のうちの CBD を大麻から高精度・高純度に抽出し、受容体を活性化する成分“ツバメの巣”の波動を取り入れた、**ドクタードルフィン一押しの CBD クリーム。**

細胞にスイッチを入れ若々しいお肌を実現
さらに高次元エネルギーのアンテナもスイッチオン !?

「白姫 CBD クリーム Pleasure」は老化のメカニズムは細胞の衰えが根本的な問題であることに着目。そこで、幹細胞やテロメアなどの細胞に働きかけ、弱った細胞を修復し活性化してくれる美容成分を厳選。特に麻種子・茎から抽出した CBD オイル（厚生省認可）は高密度で配合！　細胞を若々しい状態に戻し、肌を本来の美しい元気な状態に蘇生するよう体全体に指令を送ります。また、古代に神との交信に使用された医王石。特殊な技術でこの医王石からケイ素を抽出しました。ケイ素は松果体の曇りを浄化し、胸腺の詰まりを除去。松果体・胸腺を活性化できれば、宇宙からの叡智・高次元エネルギーとの繋がりが深まり、情緒の安定、信頼や勇気の復活など、人生そのものを豊かなものへと進化できるでしょう。つまり「白姫 CBD クリーム Pleasure」を使えば外面・内面の両方から喜び（Pleasure・プレジャー）へとアプローチしてくれるのです。

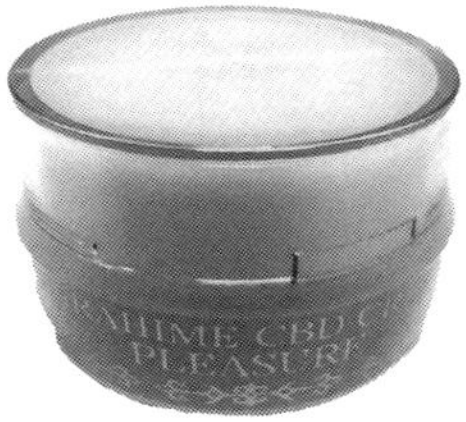

9,900円（税込）

内容料：30g

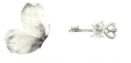